Edgardo Biéri

Gedanken zur Heilung

Wie Du denkst, sprichst und fühlst, so ist Dein Leben

Edgardo Biéri

Gedanken zur Heilung

Wie Du denkst, sprichst und fühlst, so ist Dein Leben

EDITION
CO'MED

Umschlag: Julia Bohl
Satz: CO`MED Verlags GmbH,
Jürgen Bücker, Julia Bohl

Druck: Gorenjski Tisk, Kranj
Printed in Slovenia

ISBN: 3-934672-03-5

Kapitel 4: Glaube, Inspiration und Atem

Kapitel 5: Reinkarnation und Erleuchtung

Kapitel 6: Yin und Yang

Kapitel 7: Zusammenfassung

Vorwort des Autors

Ich habe über 30 Jahre in meiner Naturheilpraxis im Schnitt bis zu 200 und mehr Patienten im Monat behandelt und mich Ende März 2002 zur Ruhe gesetzt, da ich mich im 82. Lebensjahr befinde. Ich habe immer versucht, meine Patienten nach folgendem Motto zu behandeln: „Wo keine Liebe ist, ist auch kein Erfolg". Wenn wir eine natürliche Gesundheit anstreben (nicht künstliche Gesundheit, welche durch Impfungen und kostspieligen Schutz durch Ärzte und Krankenhäuser gewährleistet werden muss), sollte den Menschen endlich die Wahrheit nahe gebracht werden. Es gibt im Italienischen ein sehr schönes Sprichwort (welches ich hier auf Deutsch wiederzugeben versuche): „Gib mir keine Ratschläge, ich kann selber Fehler machen."

Jedermann sollte wissen, dass jegliche Einnahme von Medikamenten (homöopathische sowie auch allopathische) mit gewissen Gefahren verbunden ist. Die unbeabsichtigten Nebenwirkungen sind immer individuell und nicht vorhersehbar.

Das Buch enthält 40 verschiedene Briefe, welche ich in meiner Zeit als Heilpraktiker meinen Patienten mit auf den Weg gab. Diese wurden je nach Ursache der Krankheit - und nicht nach den Symptomen (wie von der Schulmedizin praktiziert) - von mir ausgewählt.

Begleitwort:

Wie geistig-seelische Energie zur bewussten Autosuggestion eingesetzt wird

- Nicht die Chemie ist entscheidend, sondern der Kopf

- Die Krankheitsbekämpfung wird über die Seele gesteuert

- Hilf Dir selbst, keiner kann Dir helfen

Heilung und Heiligung haben die gleichen Wurzeln. Einer der erfolgreichsten und bekanntesten Heiler der Schweiz, auch der „Magier von Ascona" genannt und der Verfasser des Buches „Spirituelle Medizin", legt hier in kurzer und knapper Form Gedanken nieder, welche seinen Patienten in den verschiedensten Situationen geholfen haben. Sie werden hier erstmals einem größeren Publikum zur Verfügung gestellt.

Gesund, jung und fit zu sein, gehört zu den Hauptforderungen unserer Gesellschaft. Von der Beschäftigung mit dem Menschen, die tiefer dringen will, könnte man erwarten, dass sie Krankheit, Alter und Schwäche mit in unser Weltbild einbezieht. Kurioserweise findet sich jedoch oft das Gegenteil: Gesundheit, Jugend und Fitness werden statt dessen als Idealbild mit in die „tieferen Bereiche" genommen. Der „neue Mensch" hat also nicht nur nach außen hin zu wirken, er soll es bitte auch im Innersten sein. Das Ideal ist der durchtherapierte Mensch: gesund und frisch, entspannt und gelassen, energievoll, kreativ, kommunikativ, ausgeglichen, intelligent, natürlich, vielseitig, intuitiv, sensibel, selbstbewusst, spontan, ohne Angst vor Leben oder Tod, immer authentisch, direkt und offen. Vor allem offen, kontaktfreudig mit Tiefgang, problembewusst, tolerant, aber nicht konfliktscheu.

Die Realität ist eine ganz andere! Wie wir täglich aus den Medien hören, nimmt die Zahl der Kranken und Krankheiten stetig zu. Seit einiger Zeit betrachtet ein guter Teil der westlichen Menschheit ein Leben ohne tieferen Sinn als ganz natürliche Sache, als etwas, dass in keiner Weise nach einem höheren Prinzip geordnet sein muss. Man hat sich darauf eingestellt, möglichst erträglich und angenehm zu leben. Gegenstück und unvermeidliche Folge hiervon ist ein immer schaleres, ungefügtes, labileres und flüchtiges Innenleben, eine wachsende Auflösung jeder Geradlinigkeit, jedes charakterlichen Wertes.

Im Bereich der Gesundheit der Bevölkerung führt diese Grundhaltung dazu, dass man Krankheiten wie notwendig gewordene Reparaturen an Maschinen versteht. Der Arzt ist derjenige, der durch das Verschreiben von Medikamenten etc. die „Reparatur" bewirken soll. Dieser zutiefst materialistische Aspekt wird nur wenigen bewusst. Man verdrängt die Tatsache, dass Krankheiten keine chemischen Mangelerscheinungen sind, die man durch Verabreichung entsprechender Chemikalien etc. ausgleichen kann.

Das Gesundheitswesen krankt daran, den Menschen nicht in seiner Ganzheit von Körper, Seele und Geist zu sehen und zu verstehen. Mehr noch, es wird suggeriert, dass alle Krankheiten „beseitigt" werden können, ohne Zutun des Patienten selbst. Die Misere des so genannten „Gesundheitswesen" wird beschworen. Die Regierungen suchen nach neuen Methoden, um die Kosten dafür einzudämmen. Da aber die Ursache der Krankheit im Menschen selbst zu suchen ist, ist Heilung ohne aktive Mithilfe des Patienten, selten oder gar unmöglich.

Die 40 hier vorgestellten, kurzen Texte wollen dem Patienten eine Handreiche sein. Sie wollen ihm Licht auf dem Weg zur Heilung geben und mitteilen, dass dieser Weg auch immer ein

Weg der Heilung ist. Wir alle sind eingebunden in das große GANZE.

Dr. Johannes W. Glauche
Panoramastr. 29
D-75217 Birkenfeld

Zum Verständnis dieses Buches

Das Rückgrat des Osiris

Der Weltenbaum überspannt Raum und Zeit, überbrückt Leben und Tod, überwindet alle Pole des Seins und ist damit auch eines der erhabensten Sinnbilder für die Einheit des Kosmos.

Da die Sonne die solaren Häuser des Tierkreises, die rechte oder Lebensseite abwärts durchläuft und anschließend auf der linken oder Todesseite durch die lunaren Tierkreishäuser wieder emporsteigt, spiegelt sich im Weltenbaum der Sphären jenes mystische Gesetz, unter dem alles Irdische steht, wider: Das Leben führt zum Tode, der Tod aber in neue Geburten.

Die alten Ägypter hatten ein Sinnbild, das mit dem Lebensbaum sinngemäß übereinstimmt, wenn es auch den ausgesprochenen Baumcharakter nicht hat. Es ist die TET-Säule, die als „Rückgrat des Osiris", aber auch als Osiris selbst betrachtet wurde.

In der Aufwärtsbewegung liegt die Vergeistigung alles Geschaffenen. Um zu wachsen, muss der Baum auch von oben getränkt werden. Das geschieht durch den himmlischen Tau, der von den beiden Lichtern ausgeht und als „Succus solis et lunae" in die Tiefe fällt. Die Bildung dieses kostbaren Saftes wird symbolisch angedeutet durch das pythagoräische Ypsilon, dessen Arme von Sonne und Mond ausgehen, um sich zu vereinigen. Das „Succus solis et lunae" ist das geheimnisvolle Agens der tabula smaragdina, dessen Vater die Sonne und die Mutter der Mond ist.

Er ist auch die von den Alchimisten gesuchte, überelementare Quintessenz und die alles Leben wach rufende und speisende Gotteskraft, die sich in die Tiefe ergießt, aber von den Wurzeln des Lebensbaumes wieder aufgesogen wird, um schließlich rückführend zu werden durch Stamm und Gezweig und als vergeistigter Hauch auszuströmen ins Meer des göttlichen LICHTES.

„Du steigst hinab zum Urgrund -

Du steigst hinauf zum Himmel -

Du bist größer als Himmel und Urgrund"

Bildhafter Ausdruck für dieses innerweltliche Wirken der Gottheit war für eine frühere Bewusstseinsstufe der im KOSMOS geschaute Baum. Die Bezeichnung „Rückgrat des Osiris" gibt uns auch den Hinweis für die Analogie, welche die Himmelssäule oder der makrokosmische im „Mikrokosmos Mensch" hat.

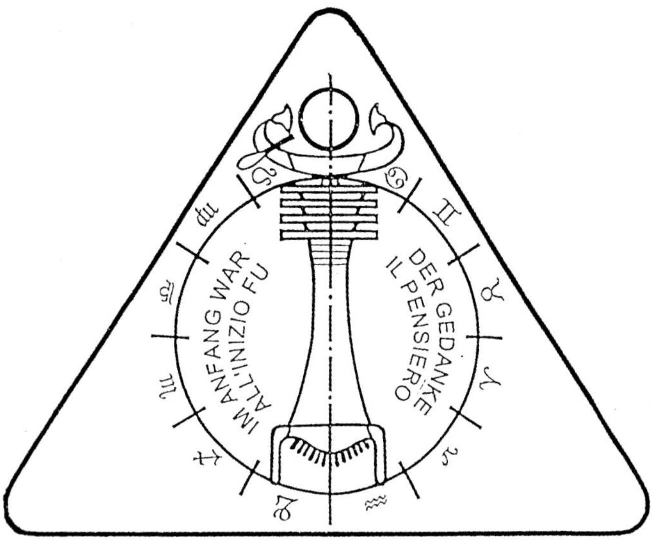

TET-Säule = Rückgrat des
Osiris = OSIRIS = Sonne = reines Licht

Der Große Architekt des Universums

Wie die Schlange des Paradieses dem ersten Menschen, so raunte bei den ägyptischen Mysterien eine verhüllte Gestalt aus dem Dunkeln dem Neophyten ins Ohr: „Du kannst Gott sein, wenn Du willst". Wenn Du willst - die Mehrzahl der Menschen will nicht, befangen in ihren Leidenschaften, verblendet von der Illusion der Materialität, von der Vortäuschung einer irdischen Wirklichkeit erkennen sie nicht den Zweck ihres Lebens.

Die intellektuelle, die seelische und geistige Beschaffenheit eines Menschen zeigt sich auf materiellem Plan meist in der Körperform, in der Schädelbildung, im Aufbau der Stirn, der Augen, Ohren, Nase, Lippen, des Kinns, im Blick, in der Sprechweise, im Mienenspiel, in den Handlinien, in der Handschrift. Alle diese Zeichen sind Künder des Seelenlebens, sie verraten die Seelengeheimnisse, denn sie leuchten in die verborgenen Tiefen des Trieblebens, sie sind Ausdruck astraler Tatsachen im Stofflichen.

Alle die unendlichen mannigfaltigen Formen des Tier-, Pflanzen- und Steinreiches sind ebenso der stoffliche Ausdruck astraler Vorgänge, himmlischer Ideen.

Jede Wesenheit der materiellen Ebene, jede ihrer Handlungen steht in enger Beziehung zu den Gedanken, Ideen, Empfindungen des astralen Planes, und umgekehrt prägen astrale Schwingungen den Stoff.

So übereinstimmend die Geschöpfe in ihren Arten erscheinen mögen, ist doch jedes ein besonderes, unterscheidet sich von allen anderen der gleichen Art, denn die Natur erschafft niemals Kopien, sondern stets Originale. Bei seiner Geburt empfängt der Mensch weiter den Einfluss der zu diesem Zeitpunkt herrschenden Planeten und des aufsteigenden Tierkreisfeldes, er empfängt ihn in dem Augenblick, zu dem seine Lungen zu atmen beginnen, womit die Verbindung dieses Mikrokosmos mit dem Makrokosmos als selbständiges Lebewesen aufgenommen wird.

Du weißt doch, dass der Große Architekt des Universums auch Deinen Lebensplan in seinen Händen hält.

Kapitel 1: Wissenschaft und Wahrheit

Der Untergang des Abendlandes

Eine Analogie zu Atlantis

Gemäß den Prophezeiungen des Nostradamus soll noch vor dem Jahre 2010 das Meer in Deutschland bis Köln und in der Schweiz bis Ascona steigen.

Seit circa 60 Jahren steuert das Abendland auf eine Entwicklung zu, die auf verschiedenen Ebenen der Krise von ATLANTIS gleicht. ATLANTIS ging unter, weil es sich vom Licht abwandte und Macht über Demut stellte.

Die dämonischen Kräfte des zwanzigsten Jahrhunderts, für welche nur die Materie, jedoch nicht die Seele existiert, setzen Energien frei, welche einen Untergang des Abendlandes vorprogrammieren. Nur das Freiwerden von jeglicher egoistisch-materiellen Einstellung könnte das Schicksal der Welt positiv beeinflussen. Wenn materielle Kräfte in der Lage sind, ihre Herrschaft über die Gedankenwelt durchzusetzen, sind die Folgen immer eine Form bestehender Disharmonie.

An diesem Zustand sind die Kirchen mit schuldig, weil auch dort die Materie vor der Seele „behandelt" wird. Die Menschheit sollte endlich erkennen, dass fast alle religiösen Überzeugungen die physischen Interpretationen sterblicher Menschen sind. Diese basieren auf transzendenten Formen und Substanzen und sind nur ein flüchtiger Augenblick der Zeit.

Auch werden Menschen heute von den Massenmedien programmierend beeinflusst und leben ein Niveau, welches nur dem Untergang zusteuern kann.

Der Apostel Paulus hat schon gesagt: „Verändert Euch durch Erneuerung des Geistes". Der Geist bleibt lebendig und wirkt durch Inkarnationen, auch wenn die physische Form aufgelöst ist.

Jeder Gedanke ist so wirklich und wahr wie seine materielle Erscheinung. Wir existieren jenseits des Denkens und der Zeit und jenseits von Ursache und Wirkung.

Das Schicksal wird nicht von Gott gelenkt, das Schicksal machen sich die Menschen selbst.

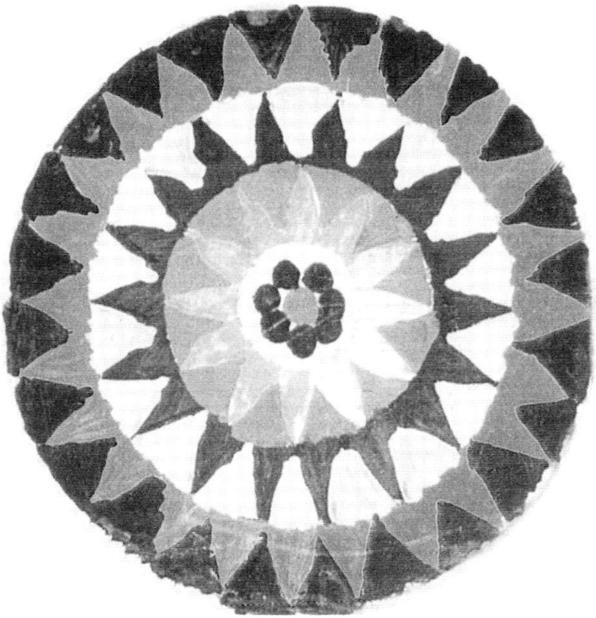

Wissenschaft ohne Wahrheitsbeweis

Die Gen-Revolution.

Forschern soll es gelungen sein, die menschliche Erbgut-Sequenz komplett zu entschlüsseln.

Technik und Naturwissenschaft sind zu einem wirtschaftlichen Unternehmen von großindustriellem Zuschnitt ohne Wahrheit und Aufklärung geworden. Ebenso wie die Naturwissenschaft bleibt die regierende Wissenschaft den Wahrheitsbeweis schuldig.

Es gibt keine Genetik - die Veranlagung (Karma) hat der Mensch selbst erschaffen. Denn sie entspricht seiner geistigen Entwicklung, sodass er sich nur bei Eltern inkarnieren kann, die seiner Prägung entsprechen, d. h. sein Geist prägt sein Schicksal und nicht seine Eltern.

Was die Ursache der Verhaltensweise anbetrifft, hat die schöpferische Intelligenz (Gott) jeder Manifestation Grenzen gesetzt. Eine Mutation außerhalb der eigenen Art ist nicht vorgesehen. Mutationen sind nur innerhalb der selben Art möglich, nicht aber von einer Erscheinungsform in die andere, von einem Wesen in ein anderes.

Solange es den Wissenschaftlern nicht gelingt, ein Samenkorn zu zeugen, aus dem eine Blume oder ein Baum entsteht, haben sie keine Ahnung, was hinter der Schöpfung steht.

Dem ganzen Spektrum an Erscheinungsformen liegt der Schöpfungsplan des großen Architekten des Universums zu Grunde. Und diesem Schöpfungsplan steht das ganze Spektrum an Energie zur Verfügung.

Jedes Wesen, jede Pflanze, jede Erscheinungsform kann über den „Atem" (Atome - Moleküle) nur die Steuerimpulse aufnehmen, nach welchen es programmiert ist (sich programmiert hat).

Beim Menschen als einziges Wesen mit einem ICH-Bewusstsein, geht es darum, bestimmte Impulse aus dem „All" zu neutralisieren, um am Ende seiner Wanderung nur noch auf den Impuls statischer All-Liebe zu reagieren.

Die Verhaltensimpulse des Menschen und aller Lebewesen, Pflanzen, Elemente usw. werden von der Intelligenz der Ur-Energie gesteuert. Dafür gibt es viele Beispiele: Wer steuert die Überlebensinstinkte aller Tiere? Z. B. die „intuitiven Impulse" des Bibers, der einen Damm baut, oder der Vögel, die Tausende von Kilometern Nord-Süd fliegen?

In nicht allzu ferner Zeit wird es der „Wissenschaft" gelingen, diese feinstofflichen „Impulse" in ihrer Struktur zu erkennen resp. aufzuspalten, da es sich um Milliarden von Steuerimpulsen, die im kosmischen „Atem" enthalten sind, handelt.

Die Mutations- oder Evolutionstheorien basieren auf Unwissenheit

Der Mensch wurde aus dem Paradies entlassen resp. hat sich auf Grund seiner Eigenwilligkeit vom kosmischen ALL-BEWUSSTSEIN getrennt. Über seine Einbildung, die „Krone der Schöpfung" zu sein, kann man geteilter Meinung sein. Wenn dem so wäre, würde er auch nie krank.

Alle Erscheinungsformen auf der materiellen Ebene sind Gedankenformen von inkarnierten Menschen. Es sind die Gedanken der Menschen, die die Welt verändern.

Der Charakter jedes einzelnen Menschen entspricht einer „Tiereigenschaft", der er am nächsten ist oder sich fühlt. Er liefert die Energie und ist somit „Mitschöpfer" verschiedener Erscheinungsformen. Nach dem Fall aus dem „Paradies" hat der Mensch je nach seiner Gedankenwelt verschiedenen Formen Leben eingehaucht, z. B. ein „Kriecher" liefert die Energie für Kriechtiere. Massen, die einer Idee folgen, liefern die Energie für Ameisen usw.

Im Buddhismus begegnen wir dem Gedanken, dass der Mensch je nach seinem Charakter (Benehmen) sich in einer Tiereigenschaft inkarniert, die seinem Wesen entspricht.

Ein Wissender weiß, dass Materie verdichtete Gedanken sind und somit jede Erscheinungsform einer Gedanken- resp. Empfindungswelt entspricht.

Die Existenz verschiedener Erscheinungsformen hat der Wissenschaft immer wieder Probleme aufgegeben, und man hat versucht, über den reinen Intellekt (Schizophrenie) eine Möglichkeit glaubhaft zu machen, die aber jeder Logik fremd ist. Es sind Gedanken, die die Welt verändern und nicht „Zufälle".

Nach der Ansicht von gewissen „Wissenschaftlern" soll nach Milliarden von Jahren aus einem „Einzelligen" ganz zufällig ein Mensch geworden sein.

Als „Mitschöpfer" können wir Zwischenwesen, denen wir eine beschränkte Lebensdauer geben, als „Mitarbeiter" dankbar gebrauchen. Nymphen und Gnome z. B. sind Realitäten, und Märchen sind für „Unwissende".

Noch kurz einige Gedanken zur Vivisektion. Sie unterliegt, wie die gesamte Schöpfung, dem Gesetz von „Ursache und Wirkung". Eine Maus z. B. kann die „Antwort" für einen kranken Menschen nicht geben, da sie selbst nur der Gedanke einer Schöpfung ist. Was diese „Forscher" diesen Tieren antun, sind negative Schwingungen, mit denen sie selbst früher oder später konfrontiert werden. Nur werden sie dem Schicksal die Schuld zuschieben und nicht sich selbst - Gedanken aller kranken Menschen.

Es gibt auch keine Genetik. Der Mensch kann sich nur dort inkarnieren, wo seine physischen und psychischen Gegebenheiten vorhanden sind - er schmiedet sein eigenes Schicksal. Das Chaos in der Gedankenwelt kann der Mensch über Enttäuschungen nutzen, um aufzuwachen.

Der Chinesische Arzt sagt: „Es hat noch nie ein Arzt einen Menschen geheilt, wenn derselbe nicht auch gedanklich positiv eingestellt ist. Medikamente können heilen oder auch krank machen (Nebenwirkungen) - auf die Gedanken des Patienten kommt es an."

Könnte der Mensch die Mauern der Illusionen durchbrechen, würde ihm die wirkliche Welt bekannt, wo sich ihm das große Geheimnis offenbart.

Jesus sagt in den apokryphen Schriften des Johannes: „Ich bin Gedanke, vollkommener gedachter Gedanke", und

Energie folgt dem Gedanken. GOTT hat das Universum nicht erschaffen, ER IST DAS UNIVERSUM.

C.G. Jung: „Der zeitgenössische Mensch ist blind für die Tatsachen, dass er, bei all seiner Rationalität und Leistungsfähigkeit, von „Mächten" besessen ist, die normalerweise außerhalb seiner Kontrolle liegen. Seine Geister und Götter sind durchaus nicht verschwunden; sie haben nur neue Namen bekommen."

Die Hauptbeschäftigungen des menschlichen Geistes sind: Sex, Tod und Angst - für die meisten Menschen.

Wer den Kontakt mit dem kosmischen ALL-BEWUSSTSEIN vernachlässigt, verliert die Vergangenheit und ist für die Zukunft gestorben.

Die Menschheit ist heute offen, sie sucht neue Tiefen. Wenn wir zur Selbstverwirklichung gelangen wollen, müssen wir uns auf den wahren Sinn des Lebens konzentrieren, der Wiederbewusstmachung unserer Verbundenheit mit dem ALL-BEWUSSTSEIN. Friede und Harmonie in der Welt entstehen vorerst in uns selbst.

Was ist Astrologie?

Astrologie ist eine Möglichkeit, die Gesetzmäßigkeit als die Kraft Gottes im Universum zu erforschen, als organisch ganzheitliche Weltsicht.

Astrologie kann als die Algebra des Lebens bezeichnet werden, analog dem astronomischen Verlauf der Himmelskörper.

Astrologie ist eine sehr alte Wissenschaft. „Wie oben - so unten" lautet ebenso eine alte Weisheit wie die Entsprechung des Makrokosmos zum Mikrokosmos.

Astrologie kann uns ein Weltbild vermitteln, das uns nach Immanuel Kant „die Ehrfurcht vor dem bestirnten Himmel über uns und dem moralischen Gesetz in uns" erleben lässt.

Astrologisch kann alles Lebendige erfasst werden, von Wetterprognosen zum politischen Geschehen, von medizinischen und psychologischen Erkenntnissen zu den Ereignissen des Alltags.

Astrologie bewusst leben, als Teil des Ganzen, kommt einer Selbsterkenntnis und einer Persönlichkeitsentwicklung gleich; als Lebenshilfe lässt sie uns unsere Geborgenheit im All erkennen.

Die Evolution wird nach dem Gesetz des Loslassens beschleunigt

Wir müssen allen Menschen die Freiheit zugestehen, zu sein, wie sie sind - Kritik fällt immer auf den Absender zurück.

Wer das Glück hat, in seinem Leben sein besonderes Talent zu entdecken, sollte es im Dienst am Mitmenschen einsetzen.

Wir sind spirituelle Wesen, die von menschlichen Erfahrungen geprägt werden, und sind auf dieser Erde, um das spirituelle SELBST zu entdecken.

Die spirituelle Praxis erlaubt, das höhere SELBST bewusst zu leben, womit sich Freude einstellt, die in ein zeitloses Bewusstsein eintaucht.

Die Intuition ist die Dimension, die uns mit GOTT verbindet.

Wenn uns das Bewusstsein zu sehr vom Göttlichen trennt, wird die Intuition ihre Ansprüche in Form von Funktionsstörungen (Krankheiten) anmelden.

Die Spiritualität ermöglicht es dem Menschen, schöpferisch tätig zu sein. So hat jedes Lebewesen (z.B. jedes Tier) menschliche Eigenschaften. Der Eine benimmt sich wie ein Elefant, der Andere wie eine Schlange, schlau wie ein Fuchs usw. Ist nicht der Mensch, auch als Zwischenwesen, an Schöpfungsgedanken beteiligt? Oder übernimmt er Eigenschaften von Tieren?

Diese Gedanken führen zu Spekulationen, wonach der Mensch vom Tier abstammt. Woher nimmt das Tier das Bewusstsein, sich zum Menschen zu entwickeln?

Jede Zelle hat ihr eigenes Bewusstsein

Die vielseitige Struktur der Zellen, ihre Aufgaben, ihre Anordnung, legt den Gedanken an eine zentralisierte Organisation nahe, eine Art „Architekten", der jeder der Zellen ihren Platz zuweist.

Es ist wissenschaftlich bewiesen, dass jede Zelle ihr eigenes Bewusstsein hat. Nach dem Impuls zur Zeugung eines Lebewesens gruppieren sich Zellen, die vom entsprechenden EGO (Geist-Seele) angezogen werden und die Seelenstruktur des Betreffenden ausdrücken, um so auf biologischer Ebene einer neuen Existenz die Möglichkeit einer Weiterentwicklung zu ermöglichen.

Warum nun stößt sich das Gewebe, z. B. bei einer Herztransplantation, praktisch immer ab?

Der Wille, sich zu vereinigen und untereinander „organisierte" Formen zu bilden (z. B. einen Menschen), ist den Zellen angeboren, aber nur unter der Bedingung, dass die „Astralmatrize" des betroffenen EGOS Schwingungen aufweist, die den Schwingungen oder dem Bewusstsein der Zellen „sympathisch" sind. Um ein weibliches EGO werden sich entsprechend weiblich orientierte Zellen scharen, immer dem Charakter entsprechend; um ein männliches EGO entsprechend männlich orientierte Zellen.

Es braucht keine Beweise, um feststellen zu können, dass es Menschen gibt, die sich sympathisch sind, also anziehend oder auch abstoßend sein können, das heißt, dass auch die Zellen diesem Gesetz gehorchen, da sie ja „Untertanen" des EGO (Geist-Seele) der betreffenden Menschen sind oder in deren Vertretung handeln müssen. Will ich nun zwei vollkommen verschiedene EGOS, zwei Menschen, die sich gegenseitig „abstoßen", harmonisieren, kann dies nur über die Psyche geschehen, womit sich auch das Bewusstsein der Zellen verändert und sich der neuen Situation anpasst: Wie nun bei einer Transplantation? Ich beeinflusse also die Zellen des Empfängers und des Spenders mit einem geisteswissenschaftlich fundierten Ritual, einer magischen Harmonisierung, wobei in Betracht zu ziehen ist, welchem Sternzeichen Empfänger und Spender angehören, unter welchen Umständen der Spender gestorben ist, kurz: sein Wesen, sein Charakter und vor allem das geistige Niveau der Chirurgen; ob sie den Vorgang als rein mechanische Arbeit verrichten oder im Bewusstsein, es mit „bewusster" Materie zu tun zu haben und den ganzen Vorgang auch geistig begleiten können. Etwas Bewusstes, wie z. B. Zellen, ist gegenüber Ignoranz sehr empfindlich...

Nur so ist es möglich, dass ich ihr Bewusstsein, z. B. bei einer Herztransplantation, mit den bisher unbekannten und völlig fremden Zellen des Spenders harmonisch vereinen kann, wie zwei Menschen, die sich nach einer Behandlung auf psychischer Ebene verstehen lernen können.

Die gleiche Problematik und damit das Versagen der Forschung bei einer VIVI-SEKTION ist auch hier ein Problem des Zellbewusstseins.

Nochmals auf das Zellbewusstsein zurückkommend, ergeben sich zwangsläufig und logisch folgende Tatsachen: Bestimmte Zellen haben ein „Knochenbewusstsein", andere ein „Haarbewusstsein" usw. Sie bilden die Strukturen, für die sie bestimmt sind.

Dass Zellen auf menschliche Beeinflussung reagieren, zeigen Experimente, die man zum Beispiel mit Pflanzen (Blumen) gemacht hat. Blumen, mit welchen man liebevoll umging, gediehen viel besser als Blumen, die schlecht behandelt wurden, sie gingen ein. Die Zellen werden von einer „außerirdischen" physikalischen Energie gesteuert, die beim Menschen über die Psyche wirkt. Werden nun verschieden gesteuerte Zellen, d. h. von verschiedenen Menschen und Charakteren, in Form von Gewebetransplantationen einander aufgezwungen, müssen sie sich zwangsläufig abstoßen, da sie aus verschiedenen (außerirdischen) Schwingungsebenen stammen. Wie wir z. B. bei den Blumenexperimenten gesehen haben, ist die magische Beeinflussung der entscheidende Faktor zu einer Harmonisierung. Nehmen wir als Beispiel eine bösartige Krankheit (z. B. Krebs). Warum brechen bestimmte Zellen aus der „Harmonie" aus und überwältigen so die gesunden Zellen; was wiederum den Einfluss der Psyche auf das Geschehen bestätigt. Es geht auch hier darum, zu verhindern, dass „Antikörper", die vom Organismus gebildet werden, den gesunden Zellen in den Rücken fallen. In unserem Falle, wie bereits erwähnt, muss das Zellbewusstsein aufeinander abgestimmt werden.

Wir können von keinem Wissenschaftler verlangen, dass er etwas von einem „transzendentalen Bewusstsein" versteht, geschweige denn, dass er die Existenz eines solchen Bewusstseins akzeptiert. Die Zelle (z. B.) eines Schimpansen hat eine andere Programmierung als diejenige eines Menschen, d. h. sie kann aus der kosmischen Energie (über den Atem) nur die Impulse übernehmen, wofür sie als „Gruppenseele" programmiert ist, im Gegensatz zum Menschen, der eine „Individualseele" hat. (Ausgenommen sind natürlich Menschen, die glauben, sie stammen vom Affen ab.)

Wie ich in meinem Buch „Spirituelle Medizin" erwähnt habe, ist es eine Tatsache, dass die heutige Schulmedizin von einer Existenz und dem Einfluss der Psyche auf die Materie überhaupt keine Kenntnis nimmt, weder praktisch noch theoretisch, geschweige denn vom Einfluss des Bewusstseins der Zellen bei einer Verpflanzung. Seit Menschengedenken ist es in allen Mythologien eine bekannte Tatsache, dass gerade das Herz bei allen Empfindungen eine zentrale Rolle spielt und daher auf fremde Einflüsse, in unserem Fall über die Zellen, speziell reagiert.

Die Maske der Wissenschaft und ihr materielles Denken hat der Entwicklung auf dem Gebiet der Organverpflanzung Grenzen gesetzt, wie auch auf allen Gebieten der Krankenvorsorge, da sie ja nur die Materie behandeln und die Einflüsse des eigenen Bewusstseins der Zellen vollständig ignorieren.

Experimente am Menschen haben unzweifelhaft technische und moralische Grenzen. Bei keiner Wissenschaft wird der Fortschritt ausschließlich der experimentellen Methode anvertraut. In jeder Forschung ist es unerlässlich, die nicht sichtbaren Faktoren mit einzubeziehen. Wenn die zukünftige Forschung erst einmal von diesem Irrtum befreit sein wird, kann sie auf echten wissenschaftlichen Grundlagen aufgebaut werden.

Kapitel 2: Ursache und Wirkung

Wie Du denkst, sprichst und fühlst, so ist Dein Leben

Die geistige Entwicklung des Menschen ist nur möglich, wenn es ihm gelingt, seine sinnlichen und weltlichen Begierden unter Kontrolle zu halten, um ganz im Geistigen zu leben. Wenn alle seelischen und leiblichen Gelüste und Begierden aufgelöst sind, ist eine geistige Wiedergeburt möglich, um zu einem ganz neuen Seins-Zustand zu gelangen.

In der All-Liebe gibt es keine Verhaftung, und wenn es sie gibt, ist es keine Liebe - eine Verhaftung an die Vergangenheit, von der der Gedankenfluss sich Bilder gemacht hat, ist verschwunden.

Das Denken ist bruchstückhaft und schafft so die Verhaftung. Sobald wir dies erkennen, hört die Verhaftung auf. Was hat Verhaftung geschaffen - ein Motiv - eine Bindung?

Wie kann ich mich von meinen Motiven - Bindungen befreien, an die ich verhaftet bin - warum - weil ich mir selber nicht genüge? Weil ich einsam bin und vor diesem Gefühl der Isolation flüchte und mich so einem Motiv zuwende, an dem ich mich festhalten kann - welches mir erlaubt zu leben.

Wir sollen uns nicht dieser Welt anpassen, sondern uns verwandeln über die Erneuerung unseres Bewusstseins.

Lebe so, als ob Du morgen sterben würdest,
aber lerne so, als ob Du ewig leben würdest .
(Mahatma Ghandi)

Erst wenn der Mensch sich selbst lieben kann, empfindet er Gefühle und keine Projektionen - er braucht keinen anderen Menschen, um Freude, Glück oder Hass zu empfinden.

Sobald wir uns in einem Zustand unendlicher und neutraler Liebe befinden, ist es uns möglich, eine weitere Form von Bewusstsein hinzuzufügen und uns von allen Dogmen zu befreien, indem wir die leise Stimme unseres Herzens vernehmen.

Entdeckt Eure Wahrheit in Euch Selbst und erkennt, dass Spiritualität nichts anderes ist als eine Form uneingeschränkter Freiheit.

Ein unglücklicher Zustand des menschlichen Bewusstseins ist die Geisteshaltung, welche alles, was sie nicht versteht, fürchtet oder lächerlich macht.

Der Sinn jeder Wandlung ist das Erreichen einer höheren Bewusstseinsstufe. Die soziale Ordnung in der Welt sagt nichts aus über die geistigen Werte einer Menschenseele.

Das Nichterkennen dieses Gesetzes ist eine schwere karmische Belastung, und sie macht eine Wandlung unmöglich.

Unser Bewusstsein schafft unser Karma

Das Gesetz von Ursache und Wirkung

Wir leben heute in einer Zeit der Rationalität und Leistungsfähigkeit, wo die Wahrheit geheim gehalten werden muss, da die Massen eine Lehre brauchen, die ihrem beschränkten Verstand angepasst ist.

Das Prinzip des freien Willens ist nicht selbstverständlich, es gibt dem Menschen die Möglichkeit, über das Leben, über die Welt, über die anderen und über sich selbst zu denken, was er will, und er programmiert so sein Leben in der Bipolarität und ist somit für Gesundheit und Krankheit allein zuständig. Er kann Liebe oder Zerstörung wählen, wobei Liebe die stärkste Macht im Kosmos ist.

Unsere Wünsche sind dazu bestimmt, in Erfüllung zu gehen, vorausgesetzt eine unerschütterliche Vorausannahme und eine Überzeugung, dass ich schon bin, was ich will. Der Gedanke ist das Bindeglied zwischen dem Unendlichen und dem Endlichen, zwischen dem Universalen und dem Individuellen. Ein Gedanke fällt in die unsichtbare Substanz des universalen Bewusstseins, aus dem alle Dinge geschaffen werden, und manifestiert sich so in der sichtbaren Welt.

Wem dieses Gesetz Bewusstsein geworden ist, kann Sachen in die Wege leiten, die sich verwirklichen werden.

Nicht ich tue das Werk, sondern das kosmische ALL-BEWUSSTSEIN, „Dein Wille geschehe".

Unser Bewusstsein schafft unser Karma, unser Gesetz von Ursache und Wirkung, jede Begrenzung ist Schwäche, und Schwäche ist Abwesenheit von Kraft und Vertrauen.

Wir müssen lernen, in der wirklichen Welt geistiger Wahrheit zu leben, zu der wir nur über Selbsterkenntnis Zugang haben.

Seinem Wesen nach ist der Mensch Geist, ein Tropfen aus dem Meer des kosmischen ALL-BEWUSSTSEINS.

Karma ist die Bestätigung der menschlichen Freiheit, denn wir ernten, was wir säen. Im Loslassen liegt die Befreiung von unserer Vergangenheit, von unseren Konditionierungen; wenn wir die Kräfte der Harmonie, der Freude und der Liebe einsetzen, erzeugen wir Erfolg und Glück.

Auf dem Wege der Kontemplation lernen wir die Entidentifikation, im Gegensatz zur Identifikation.

Die Entidentifikation hilft, die Empfindungen unserer Psyche - Begierden, Erwartungen, Ängste, Aggressionen - zu neutralisieren. Wir projizieren dann nicht mehr so viel Energie in unsere Probleme.

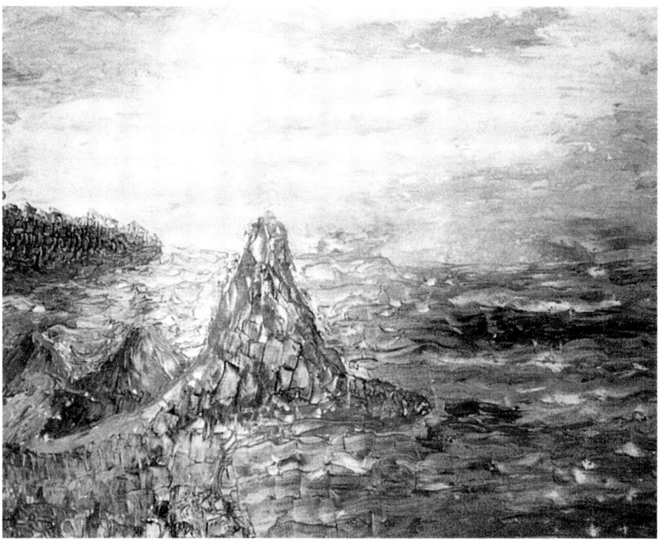

Uns nicht mehr zu identifizieren, eröffnet uns die Möglichkeit, ins kosmische ALL-BEWUSSTSEIN vorzustoßen, um unser wahres Wesen zu erkennen.

Die Psychotherapie dagegen versucht, den Menschen zur Identifikation mit seinen Gefühlen zu bringen.

Es kommt die Zeit, in der wir sagen können: „Ich habe einen Körper, bin aber nicht mehr mein Körper".

Ein Haupthindernis ist unsere Identifizierung mit dem Körper. Jegliche Identifizierung mit irgend einem Objekt ist ein absolutes Hindernis. Es geht darum zu verstehen, was man ist, oder zu verstehen, was man nicht ist.

Gentechnolgoie und das Gesetz von Ursache und Wirkung

Die heute öffentlich geführten Diskussionen über die Gentechnologie haben mich veranlasst, Überlegungen anzustellen, inwieweit Veränderungen in der Erbinformation beim Menschen sich mit den philosophischen Erkenntnissen des Inkarnations-Gesetzes, der Frage der Wiedergeburt, in Einklang bringen lassen.

Im Genotyp manifestieren sich die Gesamtheiten aller Merkmale, die scheinbar durch die Erbanlage gegeben sind. Für den Einzelmenschen steht jedoch nur eine beschränkte, wesenseigene Auswahl aus dem gesamten genetischen Programm zur Verfügung. Wäre das nicht so, würden alle Nachkommen eines Ehepaars identische Individuen sein. Die Konstitutionen der Kinder müssen durchaus nicht die gleichen sein wie die der Eltern, was darauf hinweist, dass alle Wesen ihren persönlichen CODE mitbringen und sich nur da inkarnieren können, wo analoge Verhältnisse vorliegen.

Der Mensch in seiner dreifachen Schwingungsform - Körper - Seele - Geist - ist ein Wanderer zwischen zwei Welten, dessen Aufgabe es ist, zwischen Geist und Materie eine Übereinstimmung zu erreichen.

Der menschliche Organismus ist nur die Erscheinungsform des Geistes als transzendentes Subjekt, alles Körperliche ist nur eine vorübergehende Erscheinungsform des Geistes.

Es bleibe der wissenschaftlichen Forschung überlassen, das zu Grunde liegende höhere Gesetz von Ursache und Wirkung (KARMA) mit einzubeziehen.

Wir müssen, von der exakten Wissenschaft ausgehend, die biologischen Gesetze verlassen, um als Parallelerscheinung das Gesetz des geistigen Werdens zu finden und anzuerkennen. Naturwissenschaft ist somit nur elementare Geisteswissenschaft. Die biologische Entwicklung der Lebensformen gibt uns keine Erklärung über die Herkunft des geistigen Prinzips des Menschen.

Das Karmagesetz ist ein Gesetz von Ursache und Wirkung, in sich nur ein logisches Folgegesetz der Reinkarnation.

Genau wie in unserem Leben Handlungen von Ursachen bestimmt werden, ebenso sind auch im geistigen Leben die Wirkungen nur eine Folge von Ursachen. Keine Ursache ohne Folgen.

Unser Dasein ist nur eine Folge der Ursachen des vorhergegangenen Lebens, auch wenn eine zeitliche Spanne dazwischen liegt. Daraus ergibt sich, dass der Mensch der geistige Herr seines Schicksals ist, denn er ist dazu in der Lage, vom Tage der geistigen Erkenntnis an, sein Leben in der Rhythmik der Erscheinungen zu beurteilen und zu erkennen. Er hat es durchaus in der Hand, die Folgen seines Lebens durch Betrachtung und Erkenntnis der Ursachen täglich zu kontrollieren und abzuwägen, d. h. wenn er die dazu nötige Einsicht und Willensenergie in geistiger und körperlicher Hinsicht aufbringt.

So nimmt der Mensch die Summe seiner Erfahrungen mit hinüber in das Zwischenreich als geistiges Aufbaumaterial für ein neues Leben, als Ausgangspunkt seiner neuen Entwicklung und eines neuen Lebens.

Johann Wolfgang v. Goethe hat dieser Anschauung in seinen orphischen Urworten (1817) folgendermaßen Ausdruck verliehen:

Wie am Tag, der dich der Welt verliehen,
Die Sonne stand zum Grusse der Planeten
Bist alsobald und fort und fort gediehen
Nach dem Gesetz wonach du angetreten.
So musst du sein, dir kannst du nicht entfliehen.
So sagten schon Sybillen, so Propheten -
Und keine Zeit und keine Macht zerstückelt
Geprägte Form, die lebend sich entwickelt.

Danach wäre die Frage „Karma oder freier Wille" bereits zu Gunsten des Schicksalszwangs entschieden. Geradezu beschämend wäre es für einen Geisteswissenschaftler, wollte er den Empirismus des Karma- oder Schicksalszwangs ebenso wie die These über den freien Willen einfach als gegeben betrachten und niemals versuchen, Ordnung in diese beiden Begriffe zu bringen, nach einer Synthese zu suchen, die ihm die Wahrheit zu dieser Frage aufschließen könnte.

Ist es nicht ein bekanntes Theorem, dass der Mensch als Ebenbild Gottes geschaffen worden ist? Unter Berücksichtigung dieses Postulates müsste aber der Mensch einen freien Willen in jeder Form, d.h. unbegrenzt, besitzen, anderenfalls er kein Ebenbild Gottes sein könnte.

Karma beinhaltet nichts anderes als die im Erdenleben nicht zur Auswirkung gekommene, durch den freien Willen geschaffene Ursache.

Hat der Mensch, sei es in diesem oder früheren Erdenleben durch die Betätigung seines freien Willens oder einer willenähnlichen Entscheidung eine Ursache geschaffen, die sich im derzeitigen Leben nicht mehr auswirken konnte, so bleibt die Ursache bestehen, bis sie ihre Auswirkung im nächsten oder einem späteren Erdenleben finden kann.

Gleichwie das kosmische ALL-BEWUSSTSEIN „GOTT" durch den freien Willen die Ursache zur Schöpfung legte und dem Gesetz der Entropie, der Rückkehr in die Harmonie unterliegt, also ist auch der Mensch sowohl dem Impuls zur Ektropie wie zur Entropie unterworfen, dem freien WILLEN zur Dynamik, zum Schaffen wie zur Entspannung, zum Ausgleich, zur Harmonie.

Die Hinneigung zur Harmonie wird auch die „apokatastasis panton" genannt, die Wiederkehr aller Dinge in die absolute Harmonie.

Es ist nicht die Materie, die den Geist formt - wie gedenkt die Genetik, über die Materie den Geist resp. den Erbfaktor zu beeinflussen?

Das Werden und Vergehen entspringt einem Ein- und Ausatmen kosmischen ALL-BEWUSSTSEINS.

Diese Tatsächlichkeit eines atmenden Gottes-Bewusstseins, das für jeden erreichbar ist, ist Ziel und Vollendung der gesamten Evolution, auf die die Gentechnik keinen Einfluss haben kann.

Sofort nach der Geburt ist der Mensch ein Individuum, mit der Infunktionssetzung seines Atems resp. Kreislaufes wird er dem Gravitationsdruck der Erde und der Gestirne unmittelbar nach dem Verlassen des Mutterleibes ausgesetzt. So wie im Geburtsmoment diese Schwerkräfte gelagert sind am Ort der Geburt, so widerspiegeln sie sich im Kreislauf der Kräfteverhältnisse, die die Basis zur weiteren Entwicklung im Laufe des Lebens bilden, womit eine Prädestinierung gegeben ist.

Das unpersönliche kosmische ALL-BEWUSSTSEIN - GOTT -

Das Universale Bewusstsein (Unipolarität) im Gegensatz zum individuellen Bewusstsein (Bipolarität).

Nichts kann geschehen ohne das Universale Bewusstsein = Gott. Alle Energie ist Es, alle Erscheinungen sind Es, sind Gott.

Es gibt nichts außer ALL-BEWUSSTSEIN - unpersönliches ALL-BEWUSSTSEIN im Licht des Gewahrseins von „Ich bin" öffnet die Wahrnehmung zu Bipolarität. Das unpersönliche All-Bewusstsein existiert in jedem Atom des Universums.

Das ALL-BEWUSSTSEIN ist das Funktionsprinzip aller menschlichen Wesen. Es ist dieses grundsätzliche Prinzip, auf dem sich alle spirituelle Suche aufbauen muss. Es gibt nichts außer ALL-BEWUSSTSEIN. Dieses grundsätzliche Prinzip zerschlägt alle konventionellen spirituellen Muster sowie alle ethischen und religiösen Formalismen.

Entscheidungen zu treffen, ist die dem Menschen vorgegebene Rolle. Diese wird ihm vom individuellen Bewusstsein zugewiesen. Der Mensch trifft Entscheidungen ohne das Wissen, dass das ALL-BEWUSSTSEIN das eigentliche Funktionselement ist. Es ist wichtig zu verstehen, dass das ALL-BEWUSSTSEIN Energie ist. Es beinhaltet als Geschenk die Tatsache, sich bewusst zu sein - ICH BIN.

Der Mensch manifestiert sich auf diesem Planeten in der Zeitspanne zwischen Geburt und Tod. Im Tod kehrt er wieder zurück ins kosmische ALL-BEWUSSTSEIN

Was der Mensch für seine Aktionen hält, sind im Grunde nur Reaktionen des individuellen Organismus auf einen Impuls, einen Gedanken, ein Ereignis. Jeder Organismus reagiert entsprechend seiner natürlichen Charaktermerkmale, mit denen er programmiert ist, physisch, mental, intellektuell entsprechend seinem Temperament. Mit anderen Worten, es liegt in des Menschen Hand, wie er reagiert. Er kann durch das individuelle Bewusstsein diese Programmierung ändern.

Die Aussage Jesus „Dein Wille geschehe" beinhaltet die Annahme des kosmischen ALL-BEWUSSTSEINS. Die Akzeptanz des ALL-BEWUSSTSEINS erleichtert, Entscheidungen zu treffen und nicht in Verhaftungen, Ängsten und Sorgen eingebunden zu sein.

Mit dem Gedanken „Dein Wille geschehe" begibt der Mensch sich auf die göttliche Frequenz, das heißt das ALL-BEWUSSTSEIN oder die Unipolarität. Dort gibt es keine Krankheiten mehr. Krankheiten existieren nur in der Bipolarität, wo das Ego dominiert.

Der Mensch ist ein Suchender, das ist seine Bestimmung. Die natürlichen Charaktermerkmale des Körper-Verstand-Organismus entscheiden darüber, welchen Weg wir einschlagen sollen. Wer weiß, dass er in das kosmische Bewusstsein eingebunden ist, kann dieses Leben angstfrei gestalten.

Das Konzept von einem Gott, der irgendwo über den Wolken schwebt und genau über alle Sünden und guten Taten eines jeden einzelnen Menschen Buch führt, entspringt tiefster Unwissenheit. Können in diesem Fall Entscheidungen vom universellen Bewusstsein als Sünde oder Verdienst angesehen werden? Gedanken und Taten sind im Grunde genommen eins in der Einheit, und nur in der Wahrnehmung sind sie bipolar.

In der Bipolarität ist der Mensch in der Lage, über die Sinne Dinge wahrzunehmen, das Wahrgenommene zu erkennen, es zu interpretieren und zu unterscheiden. Kein Mensch besitzt

Charaktermerkmale, die mit denen anderer völlig übereinstimmen.

Wo immer Wünsche sind, gibt es ein individuelles Ich. Dieses wünscht und ist somit gefangen. Der Verstand ist das Ich (Ego), das aus Sinneserfahrungen besteht. Sich an Sinneserfahrungen klammern, sie nicht zu werten, bedeutet Unfreiheit - Sinneserfahrungen zu erkennen, bedeutet Freiheit.

Aus der Erkenntnis, dass dieses bipolare Ich nur ein Konzept ist, löst sich die Identifikation mit der Materie auf. Aus der Erkenntnis, dass es nichts gibt außer ALL-BEWUSSTSEIN, dass alles, was geschehen ist und geschieht und geschehen wird, nur das universale Bewusstsein ist und nicht das Ergebnis des fiktiven Ichs, diese Erkenntnis bringt uns der Erleuchtung näher.

Die Befreiung besteht in der Erkenntnis, dass unsere wahre Natur das unpersönliche Bewusstsein ist und nicht der individuelle Körper-Verstand-Organismus, mit dem sich das individuelle Bewusstsein identifiziert.

Zeit ist notwendig, damit die Manifestation (Objekte) wahrgenommen werden kann. Eine Manifestation bedarf des Konzeptes von Raum und Zeit.

Friede ist nur möglich im Wissen, dass es nichts gibt außer dem unpersönlichen Bewusstsein. Die Dualität in der Welt ist lediglich fiktiv. So wie der Duft zweier Blüten der selben Pflanze.

Wenn das Verständnis wächst, dass keine Handlung jemals die Handlung eines Individuums sein kann, dass alle Handlungen lediglich Reaktionen des Körper-Verstand-Organismus auf die Impulse von außen sind, entsprechend den natürlichen Charaktermerkmalen des Organismus, dann ist das Einssein des Manifestierten mit dem Unmanifestierten das, was Erleuchtung oder Erwachen bedeutet.

Eingebunden in das eigene Karma, im Wissen um das ALL-BEWUSSTSEIN, kann der Mensch dieses bipolare Leben auf diesem Planeten positiv gestalten.

Es gibt nichts außer ALL-BEWUSSTSEIN - das Universum durchdringend.

Dieses zu erkennen, öffnet die Türe zum Leben und zum SEIN.

Kapitel 3: Gedanken, Intuition und Heilung

Das Leben ist eine Reise

Die Bedeutung von Körper und Geist

Das Altern ist kein unvermeidliches Verhängnis, sondern ist, wie jede andere Lebensphase, durch besondere Kriterien gekennzeichnet, die ebenso wenig zwingend sind wie eine Krankheit. Eine positive Beeinflussung solcher möglicherweise negativer Alterskriterien ist möglich.

Dabei bedenke: Der Körper ist Deine Grundmetapher, Ausdruck Deiner Existenz, letztlich die Verdichtung Deiner Gedanken, Deiner Lebensgeschichte.

Alle im Körper sich manifestierenden Änderungen, z. B. Krankheiten, sind bereits in unserem Astralkörper vorhanden, in unserer geistigen Wesenheit. Sie sind schon auf dieser Entwicklungsstufe des Astralkörpers nachweisbar. Dabei sind Gefühlsempfindungen und Gedanken die primären Einflussfaktoren auf den Astralkörper, der wiederum den physischen Körper motiviert.

Es gibt keine Funktionsstörungen im Körper, die nicht ausschließlich über die Gedanken geheilt werden können. Die Angst motiviert weitgehend den Alterungsprozess, sie ist eine Ursache allen Unbehagens.

Um gesund und jugendkräftig zu bleiben, müssen wir dem Willen dazu vertrauen und einer entsprechenden Geisteshaltung, die Ausdruck des Willens, der Vorstellungskraft sowie der Gefühlsintensität ist. Man wird nicht alt, weil man eine gewisse Anzahl Jahre gelebt hat. Man wird alt, weil man keine Ideale mehr hat. Die Jahre zeichnen die Haut; Angst, Vorurteile, Zweifel, Hoffnungslosigkeit beeinflussen unser Aussehen. Wenn der Mensch empfänglich bleibt für das Schöne und Gute und aufnahmebereit ist, wird er jung bleiben. Liebe zu den Mitmenschen - Liebe zur Natur. Um unseren natürlichen Instinkt der Selbsterhaltung und der Selbstentfaltung zurückzuerlangen, muss die Psyche von Vergangenheit und Zukunft befreit werden, damit sie im Jetzt spontan und intuitiv agieren kann. Indem wir die Vergangenheit kennen, können wir sie auslöschen, und damit wird auch die Zukunft ausgelöscht, und wir schaffen für Neues Platz, damit etwas Reales geschehen kann.

Das Leben ist eine Reise, nur machen wir uns von unterschiedlichen Schauplätzen und mit unterschiedlichem Gepäck auf den Weg. Wie können wir nun diese „Reise" positiv beeinflussen? Indem wir über den Atem, der die Universalenergie und Universalintelligenz enthält, konzentrierte Willenskraft den verschiedenen Organen resp. ihren Funktionen zuführen. Das Bewusstsein der zu erreichenden Ziele ist entscheidend für den Erfolg.

Das Altwerden kann so weit über die üblichen Grenzen hinausgeschoben werden. Die Jugend können wir nicht zurück erhalten, aber wir vermögen durch dieses Experiment Gesundheit und Kraft zu erlangen und diesen Zustand bis in ein hohes Alter zu bewahren.

Das Alter wird von einer trägen Erschlaffung des echten Lebenswillens verursacht. Wir lassen nach und werden träge, nicht weil wir altern, sondern umgekehrt altern wir, weil wir nachlassen und träge werden. Wir sind weder Schöpfer noch Geschöpfe, sondern beides. Wir sind und bleiben unterwegs zwischen Allmacht und Ohnmacht.

Die ganze Schöpfung ist Gott, beziehungsweise ein Aspekt Gottes. Wenn Gott allwissend, allmächtig und allgegenwärtig ist, dann ist alles von Gott und daher Gott selbst.

Es gibt keine Krankheiten, es sind Funktionsstörungen, die harmonisiert werden müssen und über die Psyche des Menschen programmiert werden. Die Gefahr, den Menschen mit falschen Diagnosen zu programmieren, ist sehr groß, da seine Psyche auf eine bestimmte „Krankheit" fixiert bleiben kann.

Es gibt keine Funktionsstörungen, die nicht über das Universalgesetz ins Gleichgewicht gebracht werden können, Voraussetzung ist der Wille.

Solange der Mensch nicht begreift, dass er ganz alleine für sein Schicksal zuständig ist, wird er sich falsch verhalten und leiden müssen.

Das Ende der Schulmedizin zeichnet sich ab. Die Medikamente der Schulmedizin sollen Symptome beseitigen. Deshalb neigen Sie dazu, die Krankheit lediglich „umzuschichten". Sie beseitigen die Eine und bereiten damit der Nächsten den Boden.

Solange nur der nackte Intellekt - ohne die inneren Werte - gefördert wird, ist eine menschliche Degenerierung vorprogrammiert. Eine Menschheit ohne Zukunft.

Die seelisch-geistige Integrität

Unsere unsterbliche Seele hat größere Bedeutung als unser vergänglicher Körper.

Die Seele als Kristallisationspunkt zur Selbstentfaltung und Bewusstwerdung einer höheren Ebene unseres Seins.

Krankheiten beginnen in dem Augenblick, da die einströmende Lebenskraft durch Konflikte behindert wird, um uns darauf aufmerksam zu machen und zu motivieren, sie zu überwinden.

Wird der Konflikt ignoriert (seelisch-geistig) und nicht gelöst oder kompensiert, überträgt er sich auf die Materie (Körper).

Die seelisch-geistige Integrität ist wichtiger als unsere körperliche, weil der Organismus das krankhafte seelische Potenzial über den Körper in Form von Krankheiten ausleitet.

Wenn wir nicht auf unsere Intuition hören, dient der Körper als Ventil für die von Konflikten gefährdete Seele und macht uns durch Symptome unsere Situation bewusst.

Wenn dann nur die lästigen Symptome unterdrückt werden, statt die Krankheitsquelle zum versiegen zu bringen, entstehen viel ernstere Krankheiten über den seelischen Bereich.

Allopathische Therapien unterdrücken und blockieren gewaltsam den natürlichen Heilungsablauf und treiben den Menschen in die seelische Destruktion.

Das höchste Prinzip im Menschen ist die INTUITION

Die Intuition ist die Stimme des höheren Bewusstseins im Menschen, seine innere Stimme, sein Gewissen, Sitz der INTUITION ist das Herz, das Gefühlswissen, dieses Denk- und Verstandesprinzip. Das Herz ist Zentrum der Kultur, der Weisheit, man könnte es als Überbewusstsein bezeichnen, da es den Menschen mit der feinstofflichen Welt des Geistes verbindet, es ist die Verbindung zu höheren Welten. Der Materialismus als vorherrschende Weltanschauung ist nur eine Form geistiger Auflösung.

Alle Veränderungen im psychischen Körper bilden sich zuerst im Astralkörper und sind auf dieser Stufe auch nachweisbar. Gefühle, Empfindungen und Gedanken sind die primären Einflussfaktoren auf den Astralkörper.

Leid ist immer ein Zeichen dafür, dass Lebensgesetze ignoriert wurden. Nach dem Gesetz des KARMA ist Leid die Folge negativer Handlungen in der Vergangenheit. Es ist daher viel effizienter, das Gesetz des KARMA zu berücksichtigen als den lieben Gott um Vergebung der Sünden zu bitten. Es ist an der Zeit, das eigene Schicksal im Rahmen der heute bekannten Gesetze in die Hand zu nehmen, „Hilf dir selbst, dann hilft dir Gott".

Bei der Behandlung eines erkrankten Organs dürfen die anderen Organe nicht vernachlässigt werden. Ein Organ darf auch nie isoliert behandelt werden, weil es eine ungünstige Wirkung auf andere Organe haben kann. Der energetische Zustand des Organismus muss in seiner Gesamtheit behandelt werden.

Die Beeinflussung des kranken geistig-seelischen Körpers in Form von allopathischen Medikamenten oder chirurgischen

Eingriffen führen grundsätzlich nicht zur Heilung. Scheinwirkungen sind als Symptombehandlung bekannt. Auch das Phänomen des Phantomschmerzes nach Amputation zeigt, dass der Astralleib noch komplett und im Besitze seines kranken Körperorgans ist. Ein amputiertes Glied bewahrt seine energetisch-ätherische Form und kann deshalb weiterhin schmerzen.

Alle Organe haben eine feinstoffliche Entsprechung, auch das Herz, das in direktem Kontakt mit der Urintelligenz ist. Das Herz ist und bleibt der Wohnsitz des Geistes.

Ursache jeder Krankheit ist falsches Denken, falsche Ernährung, schlechtes Karma.

Krebs kann durch psychische Energie geheilt werden. Der Mangel an psychischer Energie im Blut lässt diese Krankheit entstehen. Unser Vorrat an psychischer Energie wird durch gewisse negative Charaktereigenschaften wie Gereiztheit, Furcht, Angst, Hass, Zweifel, Selbstmitleid, Zorn zerstört. Auch sämtliche Rauschmittel wirken sich schwächend aus. Es ist die psychische Energie, die ein Überleben in unserer vergifteten und chaotischen Umwelt garantiert.

Nur die Menschen leben in ständiger Sorge. Tiere und Pflanzen sorgen sich überhaupt nicht. Noch nie wollte eine Eidechse ein Krokodil werden oder ein Hund ein Löwe oder wollte eine Margerite eine Rose werden! Alles Leben ist dazu da, die Aufgabe zu erfüllen, die ihnen gegeben ist. Sie leben in voller Zufriedenheit mit dem, was sie sind. Nur die Menschen versuchen krampfhaft, etwas anderes zu sein als sie sind.

Die Vorstellungskraft unserer Gedanken ist unbegrenzt. Wenn wir den Befehl an unseren Geist weitergeben, bringen wir jede beliebige Wirklichkeit hervor. Gedanken bringen biochemische Veränderungen in der Gehirnchemie, die sich auf den

Körper übertragen. Es ist nie eine wirkungslose Tablette, die heilt, sondern unsere Gedanken - der Befehl unserer Gedanken an den GEIST.

Wenn wir die Betrachtungsweise der Dinge ändern, ändern wir auch die Wirklichkeiten des Lebens.

Wir erstreben die natürliche Gesundheit, die sich aus der Resistenz der Gewebe gegen Krankheiten ergibt, und nicht die künstliche Gesundheit, die sich auf Impfungen und allopathische Medikamente stützt. Jedermann sollte wissen, dass die Einnahme von Arzneimitteln mit Risiken verbunden ist.

Das Fernsehen und die Massenmedien verringern die Intelligenz und zerstören das Immunsystem, wenn wir davon beherrscht werden und uns sagen lassen, was wir denken sollen. Es ist einfacher, Ideen von außen zu übernehmen, als selbst denken zu müssen.

Eine gewisse Klasse wird heute als Versuchskaninchen oder Labormäuse missbraucht. Betrug und Täuschungen sind nur möglich, weil die übersinnlichen Fähigkeiten verleugnet werden.

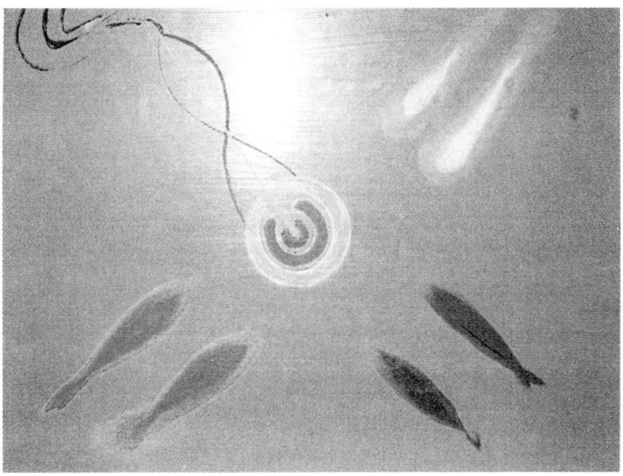

Erkenne die Wahrheit: Jede Krankheit hat geistig-seelische Ursachen

Es gibt keine Krankheiten, es sind Funktionsstörungen, die über die Psyche, die Macht des Unterbewusstseins, beeinflusst werden. Funktionsstörungen können nicht ausschließlich mit Technik geheilt werden. Technologie ohne Bewusstsein erzeugt ein Ungleichgewicht, weil eine Funktionsstörung ein Bewusstseinszustand ist.

Die Chinesen wussten schon in alter Zeit, dass noch nie ein Arzt einen Patienten geheilt hat, wenn nicht auch das Unterbewusstsein mit einbezogen wird. Mit nachstehend aufgeführten Therapien könnten die Kosten des Gesundheitswesens wesentlich gemindert werden:

Längs der Wirbelsäule haben wir wichtige Meridiane der Akupunktur, Hauptarterien, wichtige Chakren, die über die Muskelstränge und je nach psychischer Veranlagung beeinflusst werden.

Myogelosen (Stauungen) z. B. längs der Wirbelsäule können den Energiefluss beträchtlich behindern, was Dysfunktionen der entsprechenden Organe zur Folge hat. Myogelosen längs der Wirbelsäule können weder mit Spritzen noch mit Pillen beeinflusst werden, sondern unter anderem mit Schröpfen, was bei vielen Völkern ein Jahrtausende altes Wissen ist und immer noch praktiziert wird.

Mit dem Schröpfen wird dem Energiefluss freier Raum gegeben und eine bessere Durchblutung der Organe und Extremitäten ermöglicht, womit die Funktionen der verschiedenen Organe normalisiert werden können, was ebenfalls einen positiven Einfluss auf die Psyche hat. Im weiteren kann man die Energien YIN und YANG über die Akupunkturpunkte harmonisieren, was ebenfalls einen nicht geringen Einfluss auf die Harmonisierung des psychischen Zustandes hat, von dem die Störungen abhängig sind.

Diese Therapien mit homöopathischen Mitteln zu unterstützen, ist selbstverständlich.

Dass man mit der IRISDIAGNOSE zum Beispiel den Ursprung von Funktionsstörungen vor der Schulmedizin feststellen kann, ist längst bekannt.

Weder die Wissenschaft noch die Religionen sind dem Patienten eine Stütze, sie ersticken ihn beide in theoretischen und ideologischen Lehrkonstruktionen.

Viele Menschen haben ihre Beziehung zum psychischen Potenzial verloren.

Jenseits von Zeit und Raum (Materie) existiert eine geistige Welt. Es ist ein Widerspruch, auf bessere Zeiten drüben zu hoffen, wenn hier durch Verdrängung mit Hilfe von Psychopharmaka und zum Teil unnötiger Chirurgie versucht wird, das Psychische (geistige Welt) zu harmonisieren.

Es geht darum, einen Konsens zu finden, eine Übereinstimmung von materieller und okkulter „Anatomie", eine Seinsform als Kausalkörper.

Glücklich ist der, der die Kraft hat, nach den Intuitionen seiner Seele zu leben

Die seelisch-geistige Integrität ist wichtiger als die körperliche, und wer nicht den Mut hat, danach zu leben, öffnet Krankheiten den Weg.

Die allopathischen Therapien bekämpfen im allgemeinen nur die Symptome, nicht die Ursachen, und blockieren so einen natürlichen Heilungsprozess.

Unserer unsterblichen Seele, welche eine wesentlich größere Bedeutung hat als unser vergänglicher Körper, wird zu wenig Beachtung geschenkt. Es fehlt dazu der Mut und die Kraft zur Wahrheit.

Wenn das Unterbewusstsein seine Wahrheit nicht leben kann, wird es zum Spielball negativer Kräfte. Nur unser Wille zur Freiheit ermöglicht uns eine harmonische, geistige Entwicklung, welche zur Freude führt.

Lebe Deine Wahrheit, lebe, wer Du bist - dann können Dich negative Schwingungen nicht beeinflussen.

Sobald das Bewusstsein und das Unterbewusstsein sich nicht mehr im Widerspruch befinden und völlig im Einklang sind, ist die Voraussetzung der Erfüllung der Wünsche gegeben.

Es ist notwendig, dass wir in der wirklichen Welt geistige Wahrheit leben und somit zur Selbsterkenntnis gelangen.

Vergangenheit und Zukunft fallen weg, es zählt nur das Hier und Jetzt.

Art und Wesen des Menschen sind identisch mit dem Inhalt seines Unterbewusstseins. Es ist die Bestimmung des

Menschen, sich selbst zu gestalten oder zu schaffen. Er wird für Zeit und Ewigkeit der Sohn seiner Taten sein.

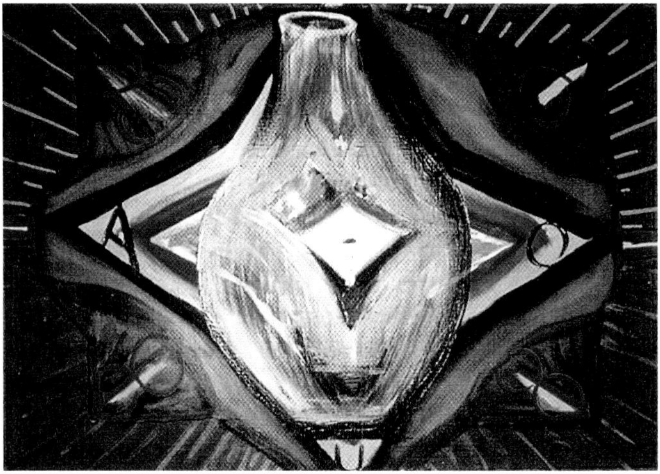

Heilkunst ist Intuition

Die größte Gabe, die der Mensch besitzt, ist die Gabe der INTUITION.

Jegliche Krankheit ist vom Menschen selbst erschaffen.

Denkende Mediziner erkennen mehr und mehr, wie der Mensch sich selber krank macht, weil er unbewusst durchs Leben geht.

- Die Menschen rauchen und wundern sich, wenn sie Krebs bekommen.

- Sie verspeisen Tiere und Fette und wundern sich, wenn ihre Arterien verkalken.

- Sie verbringen einen Teil ihrer Zeit in Wut und Zorn und sind überrascht, wenn sie einen Herzinfarkt bekommen.

Neben dem Hass sind die Sorgen so ungefähr die schlimmste Form mentaler Aktivität. Ihnen wohnt eine zutiefst selbstzerstörerische Wirkung inne. Sie sind sinnlos, weil sie mentale Energie vergeuden. Solche Verhaltensweisen erzeugen biochemische Reaktionen, die den Körper schädigen.

Sorge, Hass, Angst und ihre Randerscheinungen Ängstlichkeit, Bitterkeit, Ungeduld, Habsucht, Unfreundlichkeit und Neigung zu negativer Kritik oder gar Verurteilung attackieren allesamt den Körper auf zellularer Ebene. Es ist unmöglich, unter solchen Voraussetzungen einen gesunden Körper zu haben. Jegliche Krankheit wird zuerst im Geist erschaffen.

Alles, was sich zuerst in unseren Gedanken entwickelt, geschieht in unserem Leben. Gedanken sind wie Magnete, die Auswirkungen anziehen. Sie sind eine subtile, jedoch extrem mächtige Energieform. Es ist sehr schwierig, die Auswirkungen des negativen Denkens rückgängig zu machen, wenn sie erst einmal physische Form angenommen haben. Es bedingt die Aktivierung eines außerordentlich starken Glaubens an die positiven Kräfte des Universums.

Der Geist des Menschen wird von vielen negativen Gedanken der Massenmedien beeinflusst. Diese negativen Gedanken beeinflussen dann tage-, wochen- und monatelang das seelische Gleichgewicht - und die Menschen wundern sich plötzlich, warum sie krank sind. Gesundheitliche Probleme können gelöst werden, wenn sich das Denken verändert. Die Fürsorge

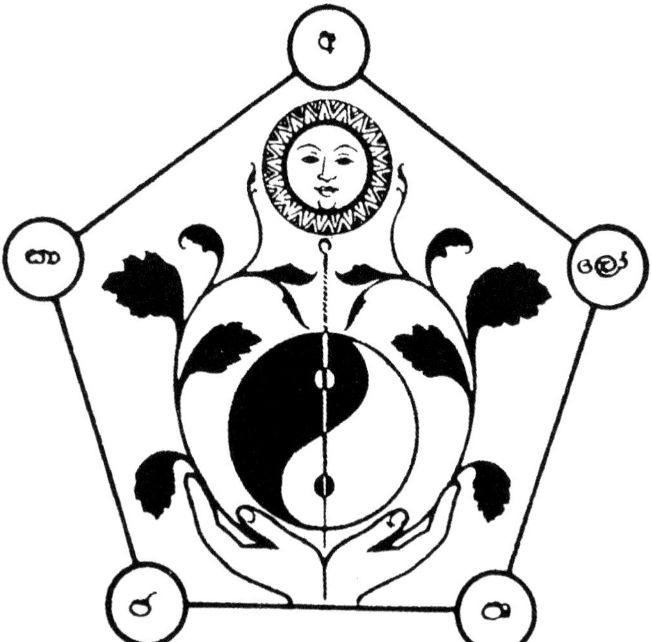

Ein Wegweiser zu den verborgenen Quellen der Heilkunst.

für den Körper wird meist im Sinne fehlender Gesundheitsvorsorge zu sehr vernachlässigt.

Die Menschen sollten wissen, dass sie als göttliche Wesen - Gott ist in allem - die Kraft haben, sich selbst zu heilen. Alles Existierende besteht aus unterschiedlichen Schwingungen. Krankheit hat ihre eigene Schwingung, und auch Gesundheit hat ihre eigene Schwingung, die wiederum vom psychischen Zustand des Menschen abhängig ist. Eine harmonische Seele hat auch einen harmonischen Körper.

Epidemien kommen und gehen von selbst. Jede Epoche hat die Epidemie, die sie verdient, so heute AIDS oder früher die Pest. Die Rolle der Schulmedizin wird für den Rückgang bestimmter Krankheiten zu Unrecht überschätzt. Die Pest hat z. B. Europa verlassen, ehe an einen mikrobiellen Erreger gedacht wurde.

Die Voraussetzung für die Ausübung der Heilkunst ist eine besondere Begabung, ist Intuition, welche nicht durch schulmäßiges Lernen ersetzt werden kann..... vielleicht ergänzt.

Gestalte Dein Denken und Deinen Geist, und werde frei

Der menschliche Gedanke, Ursprung jeder Manifestation, wandelt die potenziellen Energien des in sich ruhenden Schöpfungsprinzips in kinetische Energien um, die als Emanation, als Schwingung, als Wellen das embryonale Prinzip des Schöpfungsgesetzes enthalten. Wellen sind das nicht Wahrnehmbare, aus dem in der Schöpfung die materielle Welt entstand.

Gedanken, Empfindungen, Missstimmungen prägen sich im gleichen Augenblick dem Gewebe des physischen Körpers ein. Fehlerhaftes Verhalten kommt nur von Eindrücken, die dem Verstand des Einzelnen von seiner Umwelt aufgezwungen werden. In jedem Einzelwesen sind die Kraft und die Fähigkeit vorhanden, die Vollkommenheit der Schöpfung festzuhalten.

Gedanken erzeugen Schwingungen (Vibrationen), und dadurch empfängt diese ewig strömende Kraft die Eigenschaft, von der Du wünschst, sie möge in Deinem Leben und in Deiner Welt Gestalt annehmen.

Diese unbegrenzte Energie fließt ununterbrochen durch unser Nervensystem. Sie ist das ewige Leben, die Lebenskraft im Blutstrom unserer Adern. Der Mensch kann sie bewusst nach seinem freien Ermessen leiten. Wahrhafte Vernunft basiert nicht allein auf dem Verstand (Intellekt). Sie empfängt ihr Wissen aus dem „Gottes-Prinzip" über die Intuition.

Es ist jedem Menschen freigestellt, sich mit dieser Kraft die Werte aufzuprägen, die er sich nach seinem eigenen freien Willen wünscht. Dies geschieht, indem er seine Gedanken und Gefühle in die ihm zusagende Richtung lenkt. Könnte der Mensch unterscheiden zwischen seinen eigenen Gedanken und den Einflüsterungen von außen, die durch andere menschliche „Geister" oder durch die Scheinwelt der Sinne ausgeschickt werden, so könnten alle Tätigkeiten aus der Erfahrungswelt, die Missklang erzeugen, vermieden werden.

Es braucht Mut, um auf ein verhaftet sein auf der persönlichen Ebene zu verzichten. Ist dieser Verzicht einmal vollzogen, sieht der Mensch ein, dass das einzige, was er aufgegeben hat, eigentlich die illusorische Begrenzung des „niederen Ichs" ist. Folgt er dem, kommt er in einen höheren Bereich, wo er allen Lebewesen näher ist, in einer tiefen und echten Vereinigung. Um sein wahres Ich zu finden, muss er sein niederes oder illusorisches Ich aufgeben.

Es ist Unsinn, sich über Krankheiten zu sorgen, das ist Zeitverschwendung. Denkt nicht an Krankheit, sprecht nicht über sie, Ängste schwächen die Abwehr. Krankheit fällt nicht über uns, wir ziehen sie an. Es ist nicht der Arzt, der die Krankheit heilt. Der Mensch spielt die entscheidende Rolle. Wenn er nicht den Willen hat, wird er auch das Ziel nicht erreichen. Menschen versuchen, ihren Körper mit dem Verstand zu beherrschen, anstatt den natürlichen Bedürfnissen des Körpers zu folgen.

Jesus sprach: „Wahrlich, wahrlich, ich sage euch, die Werke, die ich tue, werdet auch ihr tun und noch größere Werke als diese werdet ihr vollbringen".

Wer sich auf die Suche macht, dem bringt das „Innere Lächeln" den gewünschten Erfolg. Er führt die Welt zum Licht, wie unwissend er auch sein mag. Meditiere. Führe ein einfaches Leben, sei gelassen.

Ich halte es für richtig, hier eine kurze Definition der „Magie" einzufügen. Magie wirkt aus sich selbst, denn sie ist das absolute Wissen von der Natur und ihren Gesetzen. Die Überlieferung nennt die Magier Könige, ist doch die

Einweihung in wahre Magie eine Einweihung in die königliche Kunst.

Alle Vollkommenheit und Tugend Gottes ist in Dir verborgen, offenbare sie. Lasse Dein Leben das einer Rose sein, schweigend spricht sie die Sprache des Duftes.

Kapitel 4:
Glaube, Inspiration und Atem

Gedanken zur Selbsthilfe - Wege zur Selbsthilfe

Der Glaube ist lebendige Kraft und stärker als der irdische Wille und gehört höheren Bewusstseins- und Geistesschichten an als irdisches Wollen und Denken. Er verändert das „Wesen" Krankheit, er verändert das Wesen Mensch, seine Entwicklung und sein Schicksal.

Der Glaube, dass Etwas sein soll, lässt es werden. Es gibt keine Wunder, welche mit dem festen Glauben nicht geschehen können.

Der Glaube weckt die schlafende Seele, und durch den Glauben entwickelt sie sich. Der Glaube ist unser Werkzeug zur Erfüllung unserer Erwartungen. Der Glaube ist allmächtig.

Der Glaube kann Berge versetzen, er kann uns jedoch auch bremsen, und es hat daher keinen Sinn, ans Werk zu gehen, wenn Hemmungen (bewusste oder auch unbewusste) bestehen.

Der feste Glaube und die unerschütterliche Überzeugung sind das Wichtigste für ein gesundes und rechtschaffenes Leben.

Eine falsch verankerte Vorstellung (Glaube) kann jahrelange Mühen umsonst machen, der falsch eingesetzte Glaube kann zerstören.

Der falsche Glaube setzt sich im Organismus fest und kann uns krank machen.

Der Glaube ist eine „gebietende Kraft".

Leider wird die Mehrheit der Menschen durch Fernsehen, Massenmedien etc. oft in ihrem Glauben irregeführt. Dies im Interesse materieller Vorteile.

Im Anfang war der Gedanke

Der Gedanke erschafft - er konzentriert. Baut auf ihn und sprecht „Es sei", so wird es sein. Ohne Gedanke ist nichts...

Hört auf, in der Zukunft oder der Vergangenheit zu leben, sondern lebt immer im JETZT. Was möchte ich? Ich möchte meine persönliche Entwicklung beschleunigen. Ich möchte, dass mich die geistige Welt in größerem Maßt unterstützt. Ich möchte, dass mein Körper sich selbst regeneriert. Ich möchte Gesundheit ausstrahlen. Ich bin bereit, Schwierigkeiten aufzugeben, damit ich das Beispiel dessen leben kann, was die Menschheit sein könnte.

Diese Art des Denkens - dieses Befehlen aus dem Innersten heraus und dieses klare Ansprechen Eurer Wünsche bringt alles in Bewegung.

Für viele ist es schwer zu begreifen, dass auch scheinbar hilflose oder verhungernde Menschen ihre eigene Wirklichkeit erschaffen.

Immer wenn der Mensch in eine Opferrolle verfällt, sendet er den Menschen den Gedanken, dass sie machtlos sind. Ihr seid das Opfer Eurer eigenen negativen Gedanken.

Wir müssen lernen, die Dramen und Lektionen der anderen zu respektieren. Wir dürfen den komplexen Untergrund von Emotionen, von menschlichen Dramen und Lektionen nicht ignorieren.

Oft resultiert die größte Erleuchtung aus den größten Katastrophen und Schwierigkeiten.

Wenn wir Berichte über Dramen in der Welt hören, in denen Menschen wie hoffnungslose Opfer erscheinen, dann respektiert sie und respektiert Euch, indem Ihr anerkennt, dass sie ihre eigene Wirklichkeit erschaffen haben. Es ist vielleicht keine Wirklichkeit, von der WIR lernen müssen, um zum Licht zu gelangen.

Bestellt so EUER Leben. Macht Euch klar, was IHR wollt, bestellt es und belasst es dabei. Ruft nicht dauernd in der geistigen Welt an, um zu sehen, ob eure „Bestellung" angekommen ist und gebt keine Ratschläge, wie sie erledigt werden sollen. Vertraut darauf, dass es eintrifft. Sind wir doch das Ergebnis unserer Gedanken. Wenn wir auf diesem Planeten auch nichts anderes lernen, so werden wir lernen, dass dies die Regel in der Realität ist und übrigens auch in anderen.

„Das Denken erschafft Erfahrung".

Warum machen wir uns nicht ein Geschenk und fangen an, unsere Einmaligkeit als etwas Großartiges zu erkennen? Befreien wir uns von der Vorstellung, dass wir der Anerkennung der Gesellschaft bedürfen. Seien wir uns selbst und unserer Werte bewusst - was allerdings mit Schwierigkeiten verbunden sein dürfte.

Wie bestätigt man sich selbst, wenn man gewohnt ist, es nicht zu tun? Benutzt Euren Körper nicht für Krankheiten. WACHT AUF!

Der Mensch leidet nur so lange, bis er zur Erkenntnis gelangt, dass der Himmel in ihm ist. In DEINEM Wille ist Welten-Wille.

Stille ist in Dir - Stille - und - EWIGKEIT...

Dein Glaube hat Dich geheilt

Jesus kannte die geistigen Gesetze, denn er wusste, wenn der Mensch die Heilung nicht zulässt, darf sie nicht erfolgen. Er sagte: „Ich bin nicht gekommen, um das Gesetz zu brechen, sondern um es zu erfüllen, „Dein Glaube hat dir geholfen", denn der Glaube ermöglicht das Unmögliche.....(alles). Suchet, so werdet ihr finden - steht in der Bibel, bittet und euch wird gegeben. Wenn wir eine Ursache setzen, werden wir auch eine Wirkung erfahren.

In der Schöpfungsgeschichte steht, „Im Anfang war der Logos", übliche Übersetzung „Am Anfang war das Wort, und das Wort war bei Gott". Logos wird als Gedanke interpretiert.

Wir sind alle ein Teil des ALL-BEWUSSTSEINs, und alles, was mein Glaube programmiert, bewegt die höchste Kraft im ALL-BEWUSSTSEIN.

Jeder ist selbst verantwortlich für seine Gesundheit und sein Schicksal, die mit unserem Bewusstsein programmiert werden.

Nach der chinesischen Philosophie hat noch nie ein Arzt einen Kranken geheilt, wenn derselbe durch seine Einstellung den Prozess nicht positiv unterstützte. Auch ein Medikament kann es nicht. Es gibt keine unheilbaren Krankheiten, es gibt nur unheilbare Menschen.

Nach unserem geistigen Erbe sind wir Mit-Schöpfer, wir müssen nur lernen, das Schöpfungspotenzial sinngemäß einzusetzen.

Wenn der Mensch nicht durch Erkenntnisse lernt, lernt er durch Leid. Das Grundgesetz der Schöpfung ist Harmonie und

Liebe. Wahre Gesundheit ist eine Änderung des Bewusstseins, indem wir die Ursache der Krankheit erkennen und nicht nur das oder die Symptome zum Verschwinden bringen. Eine medizinische Behandlung muss mit der Erforschung der Ursache beginnen, diese beseitigen, womit auch die Symptomatik zum Verschwinden kommt.

Die Zellen unseres Körpers werden von unserem Bewusstsein gesteuert resp. von unseren Gedanken, die einen unmittelbaren Einfluss auf den Zustand des Körpers haben. Gedanken sind die größte Kraft der Welt, und es ist wichtig, die Gedanken jederzeit unter Kontrolle zu halten, denn „Du bist so, wie Du denkst". Jeder Gedanke ist so wirklich und so wahr wie materielle Dinge (Holz - Stein).

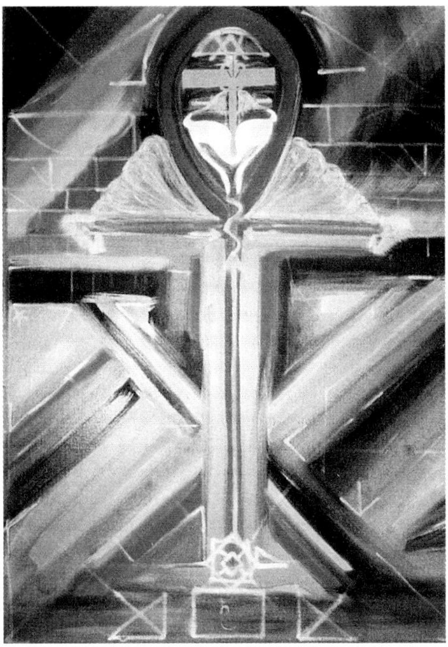

Wenn unsere Gedankenwelt beständig auf Gesundheit, auf Schönheit ausgerichtet ist, so wird sie an uns Gesundheit, Jugendkraft und Schönheit erzeugen. Lässt sie sich aber von der allgemeinen Massensuggestion beeinflussen, folgt mit zunehmenden Jahren ein Abnehmen der Kraft und Gesundheit, die Lebenskraft schwindet. Es ist der Geist, der den Körper baut und erhält. Apostel Paulus hat schon gesagt: „Verändert euch durch Erneuerung des Geistes". Richtiges Denken bedingt ein geistiges Miterleben des Gedachten.

Über unseren Atem können wir die Urkraft den verschiedenen Organen und ihren Funktionen zuführen, um eine Harmonisierung zu erreichen. Atem ist manifestierte Urkraft. Das Bewusstsein des zu erreichenden Zieles ist entscheidend für den Erfolg.

Bewusst atmen ist All-Bewusstsein

In Indien heißt der Atem „prana“ und bedeutet „das wahre Leben“. Im Atem verbirgt sich das Geheimnis der Schöpfung und der Schlüssel zur Gesundheit.

Der „Zauber“ der Düfte ist real, und jeder Mensch, der nach Höherem strebt, sollte sich intensiv mit dessen Wirkung befassen.

Es ist nicht nur möglich, durch ganz bestimmte Düfte die Stimmung eines Menschen zu beeinflussen, sondern darüber hinaus auch die inneren Organe und die Drüsen anzuregen, das Nervensystem zu stärken und die Chakren zu beleben.

Fest steht auch, dass in den Liebes- und Mysterienschulen der Antike die Magie der Duftstoffe gelehrt wurde. Auch bei kultischen Handlungen in allen Religionen werden diese Gesetze bei der Auswahl der Räucherung streng beachtet.

Der erste Atemzug erlaubt uns, mit der Materie zu leben, und der letzte verlässt die Materie, um in der Unipolarität neuen Welten entgegen zu gehen.

Atem bedeutet Leben, und Leben ist Entwicklung, jedoch nur wenn der Mensch sich der Wichtigkeit der richtigen Atmung bewusst wird.

Im Atem sind alle Möglichkeiten enthalten, wir müssen nur bereit sein, über den Atem die Sinnesorgane zu entwickeln, so dass wir eine höhere SEINS-STUFE erreichen und in das Geheimnis der Schöpfung vordringen. Der feinstoffliche Körper erreicht eine Bewusstseinsstufe, um gleichzeitig in zwei Welten zu leben. Wenn wir begriffen haben, dass wir selbst der Schöpfer unseres Lebens sind, öffnen wir uns einer kosmischen Betrachtungsweise.

Die Vorstellungskraft formt unser zukünftiges Leben, und unser Körper ist der Ausdruck unseres geistig-seelischen Zustandes. Demzufolge ist die Atemwirkung unterschiedlich und hängt ganz davon ab, mit welcher Vorstellung geatmet wird.

Mit der „Vokal-Atmung" (A = Lungenspitzen, E = Hals und Kehlkopf, I = Kopf und Stirnhöhle, O = Herz, Zwerchfell und Magen, U = Darm und Unterleib, OA = Brust und Lunge, Ü = Nieren, UI = Sexus) beeinflussen wir die entsprechenden Organe.

Völker, deren Sprache reich an Vokalen ist, leben psychisch und physisch mit anderen Frequenzen als Völker mit einer weniger vokalreichen Sprache. Dies manifestiert sich auch in deren Entwicklung und in deren Krankheitstendenzen.

So wie die Sonne ohne Vorbehalt ihr Licht allen schenkt, sollten auch wir uns bedingungslos mit allen versöhnen, so wie sie sind, und mit der ganzen Schöpfung, so wie sie ist.

Gott hat die Universen nicht erschaffen, er ist die UNIVERSEN.

Das Wissen vom bewussten Atem

Im Atem ist nicht nur Lebensenergie enthalten, sondern er ist auch verbunden mit kosmischer Intelligenz - enthält Urwissen.

Beim Einatmen muss man sich des Einatmens bewusst sein, beim Ausatmen muss man sich des Ausatmens bewusst sein.

Man atmet tief ein und macht sich bewusst: Ich atme tief ein, man atmet tief aus und macht sich bewusst: Ich atme tief aus.

Der Kontakt mit der höheren Intelligenz findet statt, wenn auf gefühlsbetonte Art, von Herzen um etwas gebeten wird. Deshalb seid Euch bewusst, was Ihr eigentlich fühlt, wünscht und letztlich wollt. Wenn Ihr von intensiven Gefühlen geleitet werdet, reagiert das morphogenetische Feld, das die potenzielle Manifestation lenkt. Dieses morphogenetische Feld reagiert auf Euer Anliegen und überträgt den Wunsch auf Euren Körper, was sich außerhalb von Raum und Zeit abspielt. Es geht darum, das Bewusstsein, das Denken und Fühlen auf eine höherdimensionale Ebene zu verlagern, um so den Kontakt mit der Ur-Harmonie, dem Ur-Wissen herzustellen.

So wird geübt: Man sucht sich z. B. im Wald einen einzeln stehenden Baum oder sucht sonst einen ruhigen Ort auf, setzt sich nieder, hält den Körper aufrecht und meditiert:

Ich atme ein und versenke mich in gelassener Betrachtung.
Ich atme aus und versenke mich in gelassener Betrachtung, z. B. rhythmisch, immer wiederkehrender Meereswogen.

Ich atme ein und spüre Ruhe und Frieden in meinem ganzen Körper.
Ich atme aus und spüre Ruhe und Frieden in meinem ganzen Körper.

Ich atme ein, und die Funktionen meines Körpers harmonisieren sich.
Ich atme aus, und die Funktionen meines Körpers harmonisieren sich.

Ich atme ein, und der Schmerz verlässt meinen Körper.
Ich atme aus, und der Schmerz verlässt meinen Körper.

Ich atme ein und bringe meine Gedanken zur Ruhe.
Ich atme aus und bringe meine Gedanken zur Ruhe.

Ich atme ein und verbinde mich mit dem Urwissen.
Ich atme aus und verbinde mich mit dem Urwissen.

Wir verlagern so unser Bewusstsein auf eine höhere Dimension und erhalten über den Atem den Kontakt - indem wir uns über die Impulse für eine Veränderung öffnen.

Ein geduldiges Beobachten des eigenen Atemstroms kann mit der Zeit dazu führen, dass man die lebenswichtigen Kräfte beherrscht und sie willentlich zu den gewünschten Zentren führen kann. Solange der Atem kommt und geht, leben wir in einer Welt der Gegensätze - der Welt der Formen.

Der Atem als Lebenselixier

Der Atem gibt der Seele die Kraft, Gedanken Wirklichkeit werden zu lassen.

Wir haben die Wahl, die Schöpfer unseres Schicksals zu sein, denn wir haben als Seele den freien Willen, um nicht Opfer von Umständen zu werden.

Erzeugt mit Eurem Atem, was Ihr zu erfahren beabsichtigt und sein wollt, lernt die Schwingung der Liebe zu erzeugen.

Unwohlsein und Krankheit auf physischer Ebene existieren nur, weil der Mensch sich auf mentaler, emotionaler und geistiger Ebene nie um die Auslöser gekümmert hat.

Die Diagnosen der Schulmedizin sind symptomatisch, die Ursachen werden, mangels Wissen, für eine Therapie selten mit einbezogen.

Deine Gedanken konzentrieren sich beim Einatmen auf Liebe, Weisheit, Kraft, Gesundheit, Vollkommenheit und alle übrigen positiven Eigenschaften, die Du aufnehmen möchtest...

Beim Ausatmen verlassen Dich alle Schwächen, Funktionsstörungen, Hemmnisse, Leiden, usw...

Die Atmung erfolgt sanft und gleichmäßig. Beobachte, wie sich beim Einatmen die Bauchdecke hebt, womit Luft in den unteren Teil der Lunge einströmt. Die Brust hebt sich, sobald sich der obere Teil der Lunge mit Luft füllt, und die Bauchdecke beginnt, sich zu senken. Das Unerlässliche dieser Übung ist die Begleitung durch die Gedanken wie folgt:

- Ich atme ein, mein Körper wird leicht, friedvoll, und alle meine Zellen erhalten Energie.-

Im weiteren begleite die Atmung mit der Vorstellung:

- Alle meine Zellen sind Licht.-

Denke daran, die Übung mit einem Lächeln zu begleiten.

Es genügen 21 - mit voller Achtsamkeit der Gedanken - begleitete Atemzüge zweimal am Tag, jeweils morgens und abends. Es geht darum, die Energien zu mobilisieren, die uns zur Verfügung stehen, der Stoffwechsel wird angeregt und die Organe des Körpers gekräftigt und harmonisiert.

Der Sinn unserer Existenz ist zu verstehen und sich für ein Leben in Liebe, Toleranz und Respekt zu entscheiden.

Alles, was wir sind, sind wir, weil wir beschließen, es zu sein!

Licht • Leben • Liebe

Vergiss nie: Du wirst das, worüber Du nachsinnst.

Erkenne Dich selbst.

(Orakel von Delphi)

d. h. Deine Worte, Gedanken und Gefühle formen Deine Realität

Alle Dinge sind im Licht enthalten, Licht ist die höchste Vollendung und die Beherrschung aller Dinge.

Die Beherrschung Deiner selbst erfordert die Beruhigung aller geistigen und körperlichen Tätigkeiten.

Wenn Du jeden Abend und Morgen fünfzehn bis dreißig Minuten Zeit hast, Dich mit dem nötigen Krafteinsatz folgenden Übungen zu widmen, wirst Du Wunder erleben, Unheilbares wird heilbar.

In dieser Zeit sollst Du nicht gestört werden. In der Stille stelle Dir vor und fühle, wie Dein Leib in ein blendendes Weißes eingehüllt ist. Halte dieses Bild fünf Minuten fest. Richte Deine Aufmerksamkeit auf den Mittelpunkt des Herzens und stelle Dir den mächtigen Gottesfunken als goldene Sonne vor. Empfinde den Glanz des Lichtes und verstärke es in jeder Zelle Deines Körpers während wenigstens zehn Minuten. Freudig gibst Du Dich der Fülle der mächtigen Gott-Gegenwart hin.

Schließe die Meditation mit dem Gedanken: Ich bin ein Kind des Lichts - ich liebe das Licht - ich diene dem Licht - ich lebe im Licht - das Licht beschützt mich, erleuchtet mich - ich segne das Licht.

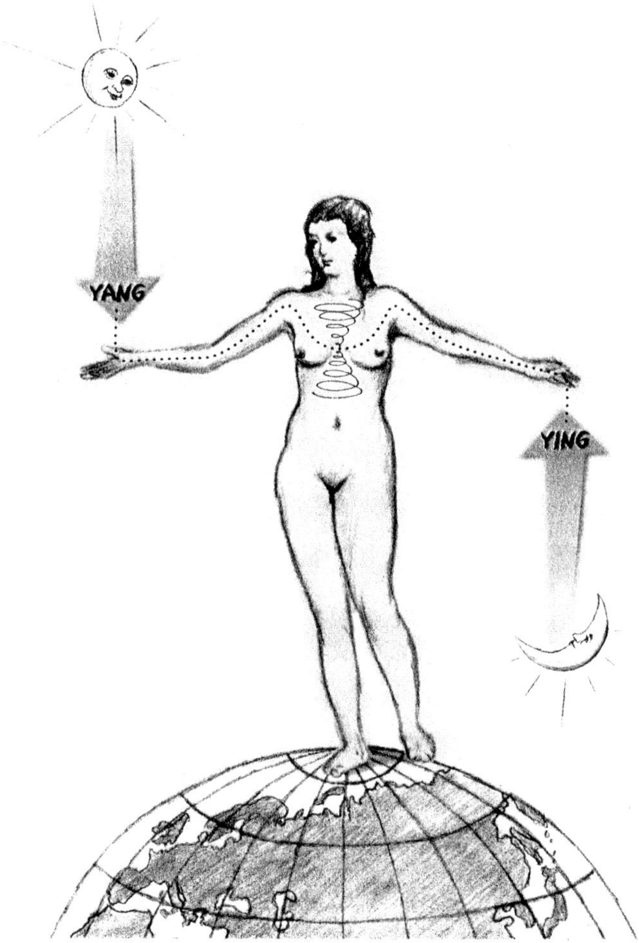

Wenn wir erkennen, dass unser Selbst reine Energie ist, dann sind wir eins mit der Harmonie, die alles im Universum bestimmt.

Wenn notwendig, kannst Du die obige Meditation ergänzen. Atme mit Deiner Vorstellungskraft jeden Tag eine Minute Sonnenlicht durch die Nase ein, im Bewusstsein, dass alle Zellen, von Kopf bis Fuß, im Licht harmonisiert und ihre Funktionsstörungen behoben werden. Da jede Zelle ein eigenes Bewusstsein hat, ist es notwendig, dieselben in eine harmonische Zusammenarbeit zurück zu führen, was ebenfalls einen positiven Einfluss auf die Psyche hat.

Es ist das angeborene Recht, mit der Urkraft Verbindung aufzunehmen, es ist die einzige göttliche Kraft, die uns über die Begrenzung des Irdischen zu erheben vermag. So war es in der Vergangenheit und wird es auch in aller Zukunft sein.

Betrachtung und Verehrung des „Lichtes" bringen unweigerlich dem Geiste Erleuchtung; dem Körper Gesundheit, Kraft und Harmonie, Frieden und Erfolg. Der unglückliche Zustand des menschlichen Bewusstseins, der die Einzelnen in ihrer selbst geschaffenen Begrenzung gefangen hält, ergibt sich aus ihrer Geisteshaltung, die alles, was sie nicht verstehen, fürchten, lächerlich machen oder als unmöglich betrachten.

Wer seine Gedanken und Gefühle nicht beherrschen kann oder will, ist auf negativer Bahn und lässt sich von den zersetzenden Auswirkungen, die vom Geiste anderer Menschen in die Welt gesetzt werden, beeinflussen. Lasse keine Gedanken an Schwäche, Krankheit und Unvermögen in Dein Bewusstsein kommen, dann gelangen sie auch nicht in Deinen Körper und Dein Leben.

Sei lieb mit Deinem Leib, damit Deine Seele Freude hat, darin zu wohnen.

Die Biophotonenforschung bestätigt uraltes Wissen:

- Alles Leben ist Licht.
- In allen lebenden Zellen ist Licht.
- Alle lebenden Zellen strahlen messbares Eigenlicht aus.
- Zellen nehmen ständig Informationen und Ordnungskriterien des Lichtes auf.
- Zellen kommunizieren mit Hilfe von Licht und geben so die Ordnung an den gesamten Körper weiter.
- Licht steuert die Körperfunktionen.

Sonne - Licht und Gesundheit

Mit Sonnenenergie gesund sein und bleiben

Licht neutralisiert negative Schwingungen, regt den Stoffwechsel und die körperlichen Funktionen an.

Es gibt keine Krankheiten, es sind Funktionsstörungen, die psychisch bedingt sind.

Gedanken und Absichten bestimmen den Gesundheitszustand der Organe, denn die Menschen erkranken an ihren Vorstellungen und Ängsten.

Der Mensch sollte wissen, dass er als göttliches Wesen die Kraft hat, sich selbst zu heilen.

In der Absicht und dem Wunsch liegt der Weg zu deren Erfüllung über die reine gedanklich gesteuerte Energie, womit wir diese grenzenlose wirksame Kraft für unser Wohlbefinden aktivieren resp. in Gang setzen.

Die Quelle der Schöpfung ist Bewusstsein, und wenn wir erkennen, dass unser Selbst reine Energie ist, dann sind wir eins mit der Harmonie, die alles im Universum bestimmt.

Wenn Du im Bewusstsein, dass ein Lichtmantel Dich umhüllt, schlafen gehst, so ist Dein Körper vor negativen Frequenzen und Gedanken geschützt.

Dein Körper ist Deine Grundmetapher, der Ausdruck Deiner Existenz, Deine Bibel, Deine Enzyklopädie, Deine Lebensgeschichte.

Lebe so frei, wie Du selbst es wünscht, Freiheit von gedanklicher Beschränkung, Freiheit von äußeren Fesseln.

Wenn Du von konventionellem Denken besessen bist, wirst Du keine wirklich harmonische Lebensweise finden. Erkenne Dich selbst, und sei Dir treu.

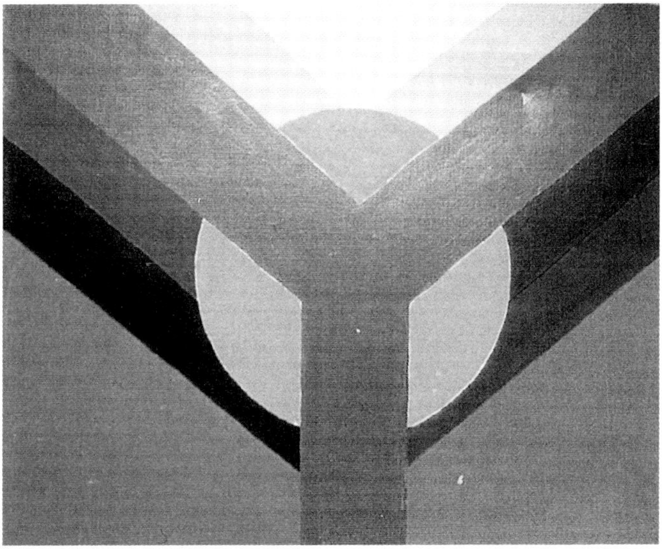

Kapitel 5: Reinkarnation und Erleuchtung

Die Unsterblichkeit des Menschen

Die Geburt beweist die Vorexistenz des menschlichen Seins, denn aus dem Nichts kann nichts entstehen - und der Tod beweist die Unsterblichkeit, denn das Sein kann ebenso wenig aufhören zu sein als das Nichts aufhören kann, nicht zu sein. Alles verändert sich, aber nichts vergeht.

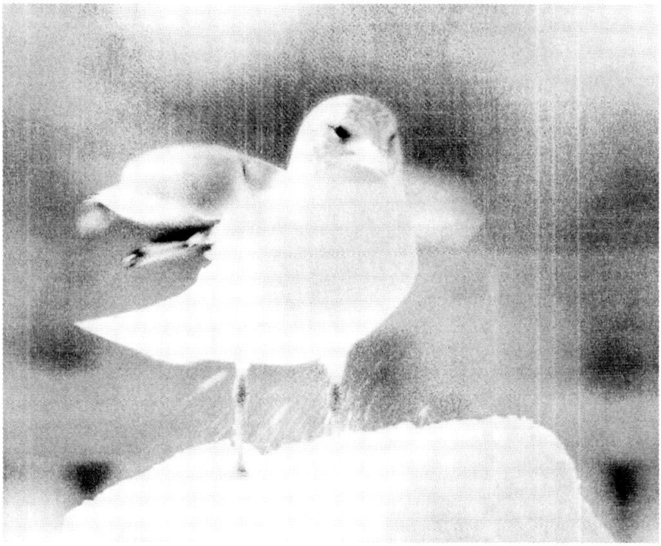

Sobald wir in der Lage sind, die kosmische Bestimmung zu leben, folgt die Erlösung.

Es ist ein Phantom, das durch die Unwissenheit und Schwäche des Einzelnen zum Schrecknis geworden ist.

Die Freiheit gebiert die Unsterblichkeit des Menschen, und der Wille Gottes erschafft die Gesetze der ewigen Vernunft (Dein Wille geschehe).

Gott hat die Menschheit erschaffen; aber jedes Geschöpf der Menschheit ist berufen, sich selbst als moralisches Wesen, also unsterblich zu schaffen.

Es ist die Bestimmung des Menschen, sich selbst zu gestalten oder sich selbst zu schaffen. Für die Zeit und Ewigkeit ist und wird er der Sohn seiner Taten sein.

Aus Worten und Taten formen sich unsere Gedanken, und aus diesen entsteht jedes gute Werk und jede Missetat. Es gibt kein Wort, weder im Guten noch im Schlechten, welches wir nicht verantworten müssen. Fluch wie Segen bleiben nie ohne Wirkung, und jede durch Liebe oder Hass eingegebene Handlung zeitigt Folgen, die ihrem Beweggrund, ihrer Tragweite und ihrem Ziel entsprechen.

Mäßigkeit, Seelenfrieden, Herzensgüte, ein ruhiger und kluger Wille machen den Menschen nicht nur glücklich, sondern auch gesund und stark. Wer trachtet, gut und klug zu werden, macht sich unsterblich. Wir schaffen unser Schicksal selbst, und Gott erlöst uns nicht ohne unser Dazutun.

Evolution durch Reinkarnation

Auf dem Weg zur Erleuchtung

Im Konzil von Konstantinopel, im Jahr 1110, hat die katholische Kirche die Reinkarnation verneint. Dies, um die Menschen besser beherrschen zu können und um mehr Macht für ihre undurchsichtigen Interpretationen zu haben. Die individuellen Auslegungen der Religionen haben die Gläubigen zu oft auf Irrwege geführt.

Wenn wir annehmen, dass die Seele den Körper belebt (und auch ohne diesen existieren kann), dass sie schon mehrere Leben hinter sich hat und bereits existierte, ehe sie in den Körper eintrat, ist es Ignoranz, die Reinkarnation zu leugnen.

Das Ziel unseres Daseins auf dieser Erde sollte es sein, die Harmonie zwischen dem Geistigen, dem Mentalen und Physischen zu erreichen. Ist dies geschehen, besteht keine Notwendigkeit mehr, erneut zu Reinkarnieren.

Ohne die Seele, d. h. ohne die lebensspendende Kraft, gäbe es kein Bewusstsein. Andererseits ist eine Seele ohne Bewusstsein möglich, denn es ist die Freiheit des Menschen, sich selbst zu begrenzen.

Dass die geistige Entwicklung eines Menschen sich auch an physischen Merkmalen manifestiert, wird viel zu wenig beachtet. Nehmen wir als Beispiel das Ohrläppchen, wo man wichtige Akupunkturpunkte findet. Ist das Ohrläppchen klein oder überhaupt nicht vorhanden, ist die oben genannte Therapie in Frage gestellt.

Die großen Ohrläppchen der Buddhas sind nicht zufällig. Betrachten wir Menschen, welche kein Ohrläppchen haben, so können wir feststellen, dass ihre Entwicklung vorwiegend intellektueller Art ist und die seelisch-geistige Entwicklung vernachlässigt wurde.

Die Seele bringt das ganze Potenzial der Erfahrungs- und Verhaltensstrukturen mit, die auch physisch auf unserem Planeten in Erscheinung treten.

Reinkarnation

Das menschliche Leben bildet sich aus den vier Phasen: Geburt, Leben, Tod und der Unsterblichkeit der Seele.

Die Geburt beweist die Vorexistenz des menschlichen Seins, denn aus dem Nichts kann nichts entstehen, und der Tod beweist die Unsterblichkeit, denn das Sein kann ebenso wenig aufhören zu sein als das Nichts aufhören kann, nicht zu sein.

Es ist die Bestimmung des Menschen, sich selbst zu gestalten. Er wird für Zeit und Ewigkeit der Sohn seiner Taten sein.

Glauben und Nächstenliebe sind die Voraussetzung, um über die Seele in Harmonie zu leben. Die unmittelbare Wirkung des menschlichen Willens auf den Körper kann ein Wunder in physischer Hinsicht bewirken.

Da wir aus dem Jenseits kommen und eines Tages wieder dorthin zurückkehren, transzendenter Herkunft sind, hat unsere unsterbliche Seele größere Bedeutung als unser vergänglicher Körper.

Da aber die seelisch-geistige Integrität wichtiger ist als die körperliche, leitet der Organismus das krankhafte seelische Potenzial über den Körper in Form von Krankheiten aus. Da der Mensch zu wenig auf seine Intuition hört, wird er durch unübersehbare Symptome seiner Situation bewusst gemacht.

Allopathische Therapien bekämpfen fast ausschließlich nur Symptome und verschließen damit den natürlichen Heilungsablauf und treiben den Menschen oft in eine seelische Destruktion.

Emotionen „Gedankenbilder" gehören der Astralwelt an, womit dem Mensch eine unbegrenzte Möglichkeit gegeben ist, die eigene Entwicklung voranzutreiben. Wissend geworden, wird der Mensch wagen und schweigen.

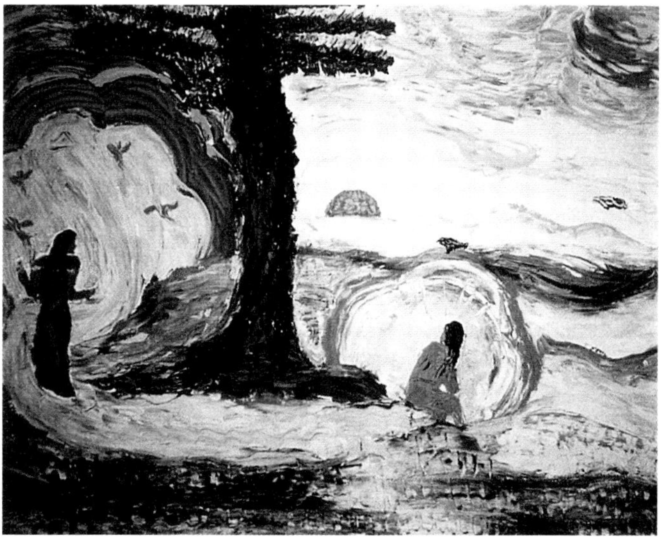

Wissen • Wagen • Wollen • Schweigen

Die Eingeweihten sagen, das Schweigen sei das Schwierigste.

Buddha spricht von der Unwissenheit als Ursache allen Leidens.

Mohammed spricht von den Unwissenden.

WISSEN: Es gehört oft ein ungeheures Wissen dazu, um einzusehen, dass man nichts weiß. Trotzdem ist Wissen Macht, wenn es der inneren Kultur dient, wenn Wissen erkennen bedeutet und zur Weisheit führt.

WAGEN: Wagen heißt, das niedere ICH erkennen und es zum Diener des höheren göttlichen ICH zu machen.

WOLLEN: Den Trieb darf man nicht mit Wollen verwechseln. Das Wollen, das hier gemeint ist, ist der Ausführungsimpuls, der durch bewusstes Denken ausgelöst und kontrolliert werden kann, um ein vorher bedachtes Ergebnis herbeizuführen.

SCHWEIGEN: Psalm 46, Vers 11: „Seid stille und erkennt, dass ICH GOTT bin"

Es gibt zwei Arten von Schweigen: das erstere ist mehr ein Verschweigen und soll Anwendung finden, wenn etwas erst im Entstehen ist, sozusagen keimhaft. Man soll seine Ziele und die damit verknüpften Anstrengungen und Erfahrungen für sich behalten, denn man darf nicht vergessen, dass Gedanken Energien sind und dass manche guten Absichten nicht zum tragen kamen, weil sie zerredet wurden. Wo Schweigen herrscht, ist auch Ruhe und Stille. Nur so können wir der Rückverbindung bewusst werden, auch im Gebet ist das Schweigen höher zu bewerten als ein Schwall von Worten und Wünschen.

*„Gott ist so über allem, dass man nichts sprechen kann,
darum betest du ihn auch mit Schweigen an."*

(Angelus Silesius)

Man darf nie vergessen, dass Gedanken Kräfte sind, die sich in einem ätherischen Stoff nach der Idee formen und solange ein Dasein besitzen, wie ihnen Kräfte weiter zugeführt werden. Nichts kann aus dem Kosmos verschwinden. Gedanken lösen sich nur auf, wenn sie ihr Ziel erreicht haben. Ist dies nicht der Fall, kehren sie zum Absender zurück. Alle Gedanken, die nicht ihr Ziel erreichen und sich nicht ausschwingen können, erwarten ihren Schöpfer nach dem leiblichen Tode auf dem Astralplan.

Der Weg in die Unendlichkeit

Den unablässig nach Liebe Suchenden führt der Drang nach Glückseligkeit über die Materie, der er nicht immer widerstehen kann.

Genauso zwischen zwei Pole gelagert ist die menschliche Seele, sie folgt der Anziehung - und dies oft unbewusst. Nur wenn die Seele gesund ist, kann der Leib gesunden. Dunkle Farben sind negativ für die Gesundheit, helle Farben schützen vor Krankheit (Aura). Licht - Leben - Liebe. Wer die Seele pflegt, hält seinen Körper gesund.

Die Anziehungskraft kann den Sterbenden nach Oben ziehen, wenn er die niedere Welt überwunden hat, oder nach Unten, wenn er die geistige Welt ignoriert. Die niedere Welt gehorcht nicht mehr dem kosmischen Gesetz, sondern dem Gesetz der Materie, der Vernichtung der ewigen Individualität...

Kosmische Kräfte können gleichermaßen positiv oder negativ eingesetzt werden. Einer, der nicht an die Urintelligenz glaubt, bedient sich doch kosmischer Kräfte, mit denen er nur für die Gegenwart lebt und so die Unendlichkeit ignoriert.

Erst der Sieg über die irdischen Leidenschaften gibt die Kraft, den kosmischen Willen zu leben. Sobald wir in der Lage sind, die kosmische Bestimmung zu leben, folgt die Erlösung. Voraussetzung ist das Freiwerden von egoistisch-materiellen Regungen und jeder sinnlichen Liebe, ausgenommen der TANTRISCHEN LIEBE.

Die Seele kommt nach ihrer Ruhepause wieder auf die Erde zurück, um da weiter zu arbeiten, wo sie mit ihrer Entwicklung im vorhergehenden Leben abgeschlossen hat. Dieser Zwang wird erst aufhören, wenn die materiellen Forderungen überwunden sind, d. h. wenn die Harmonie mit dem Ursprung wieder hergestellt ist. Wer einmal sich selbst gefunden hat, der kann nichts mehr auf dieser Welt verlieren, er ist auf dem Weg in die UNENDLICHKEIT. Wir müssen bereit sein, aufzugeben, was wir sind, damit wir werden, was wir sein könnten.

Der Weg in die Zeitlosigkeit

Wer einmal diesen Weg bewusst beschritten hat, ist ein Wanderer zu sich selbst. Viele vor ihm sind diesen Weg gegangen ins Geheimnis ferner Welten und Zeiten.

Der Weg des Menschen ist, den Weg zu sich selbst zu finden, um das große Erlebnis der universellen Einheit in sich zu erfahren.

Es ist die Welt des Lichtes, die den Menschen erleuchtet und sein Bewusstsein umgestaltet. Es ist das Reich der Zeitlosigkeit, jenseits der Welt aller sichtbaren Gestaltung.

Der Erwachte kehrt Heim zu seinem unsichtbaren Selbst, ein Versinken in das weite schweigende Meer unendlicher Gottheit, Erfülltsein vom Geheimnis eines höheren Daseins.

„Die Erwachten haben eine gemeinsame Welt, bei den Schlafenden aber wendet sich jeder seiner eigenen kleinen Welt zu."

(Heraklit)

Die Erleuchtung

Solange die Menschen in den Sinnen leben, gibt es kein gültiges Maß für Glück oder Unglück.

Beleidigungen und Ehrungen sind nichts als eine Vorstellung. Es gibt in der objektiven Welt nichts dergleichen.

Wenn der Mensch über diese Gegensätze erhaben ist, hat er das niedere Selbst bezwungen und ins höhere Selbst umgewandelt. So kann er im Frieden leben.

So ist das ICH BIN der objektiven Welt zum kosmischen ICH BIN geworden.

Beherrsche deine Sinne, so bist Du in deinem SELBST und in deinem DENKEN zu Hause - im kosmischen ICH BIN.

Du bist Dir dann nur noch das Eine gewahr, obwohl Dir alles zur Verfügung steht.

Wenn wir auf nichts warten, wartet alles auf uns.

Unterschiede in der Materie, Stein, Sand, Holz, Wasser etc. sind reine Äußerlichkeiten. Wurde die Synthese zum kosmischen ICH BIN vollzogen, so gibt es keinen Unterschied mehr.

Sei frei von Vorstellungen und Meinungen.

Sei allein - doch nicht einsam, lebe allein in allem.

Kapitel 6:
Yin und Yang

Sexualität und Krebs

Jeder Mensch schafft sich sein Schicksal selbst

Das Geschlechtsleben nur als Genuss und Reiz, ohne vorherige innere seelische Einswerdung, macht den Menschen auf die Dauer nicht nur seelisch, sondern auch körperlich krank. Die verhinderte seelische und damit zusammenhängende körperliche Auslösung bringt niemals ein edles Menschsein hervor.

Der Geist ist die bestimmende Kraft, die formt, und der Mensch ist Geist; immer werden die Gedanken sein Werkzeug sein, mit dem er nach seinem Willen formt und damit sowohl Leid als auch Freud hervorbringt.

Was ist eigentlich die Ursache von Krebs? Krebs ist die abnorme Wucherung von Zellen ohne Rücksicht auf die physiologischen Aufgaben des Gesamtorganismus. Die Krankheit ist umso bösartiger, je mehr die Persönlichkeitsbilder des Betroffenen von seelischen Spannungszuständen belastet sind. Spannungszustände vermindern die Sauerstoffzufuhr ins Blut.

Gemäß Thomas Calayle gehört die Einflussnahme auf diese Grundübel auch in den Bereich der Religion, er schreibt: „Während einer langen Reihe von Jahrhunderten ist die Summe der Gottlosigkeit, der Lüge und der Bedrückung des Menschen durch den Menschen immer größer geworden. Und jedes Jahrhundert hat nach Kräften diesen ungetilgten Bestand an Sünden weiter vermehrt und seinen Nachfolgern vererbt."

Krebs soll z. B. bei tibetanischen Klosterinsassen, die die religiösen Vorschriften befolgen, fast nie vorkommen. Ist dies nicht ein Zeichen eines Zusammenhangs zwischen Krebs und der religiösen, aber auch sexuellen Sphäre?

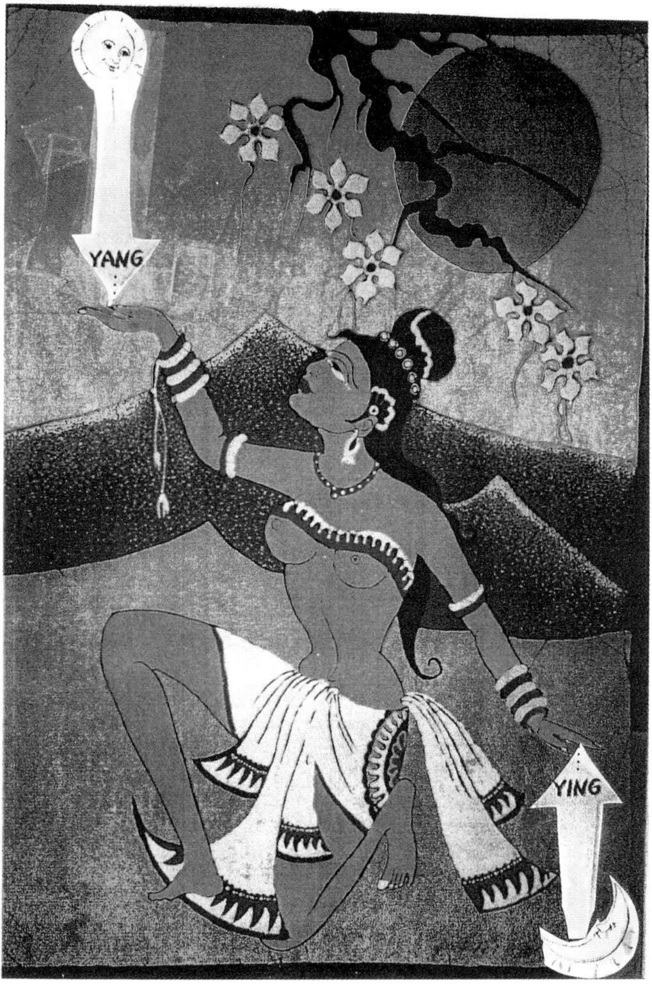

Die Dualseelen sind die beiden Pole YIN und YANG, welche immer zusammen gehören. Sie sind die kosmische Eins.

Nicht unwesentlich beteiligt an Krankheiten sind die heutigen Massenmedien, die das Individuum und seine philosophische Weltanschauung programmieren. Der Fluss der positiven Lebensenergie wird bei den meisten Menschen durch negative Nachrichten behindert, es tritt eine Entfremdung der Zellen ein, die aus der Harmonie entlassen werden und bösartigen Wucherungen Platz machen. Der Grad der Bösartigkeit der Krankheit hängt vom Grad der seelischen Spannungszustände der Persönlichkeitsbilder des Betreffenden ab. Sobald der Mensch begreift, dass er ganz allein für sein Schicksal zuständig ist, wird er sich auch richtig verhalten und nicht mehr leiden müssen.

Ein Grund für negative Auswirkungen der Promiskuität in Partnerbeziehungen kann der gestörte Magnetismus der Beteiligten sein. Diese Beziehungen können ein Stimulans sein, Nahrung für die Seele sind sie nur selten. Wenn sich Beziehungen auf das Körperliche beschränken, fehlen wichtige „spirituelle Vitamine".

Wenn die niedere Seele auf das tierische Selbst bezogen, ohne Ideale, selbstsüchtig und vielleicht auch durch bewusste Schädigung anderer verbrecherisch lebt und handelt, wird die Brücke zwischen höherem und niederem Selbst zerstört.

Da die Dauer einer üblichen sexuellen Befriedigung zu wenig Zeit bietet, um weibliche YIN-Energie respektive weibliche Hormone über die Kapillaren aufzunehmen, wirkt sich dies auch auf die Funktion der Prostata negativ aus, und damit ist das Gleichgewicht zwischen YIN und YANG gestört, womit das Terrain für negative Wucherungen vorbereitet wird. Liebesenergie kann nicht mehr fließen, wenn niedere Triebe überhand genommen haben. Der einzige Weg zu wahrer Erkenntnis ist, sich nicht von Leidenschaften beherrschen zu lassen, die Bande des Egoismus zu lösen, Sinnestrieb unter Kontrolle zu halten, denn das niedere ICH ist an die Materie gebunden.

Wie die Atome unseres physischen Körpers alle ihr eigenes Bewusstsein haben und doch als eine Einheit das Bewusstsein der menschlichen Persönlichkeit bilden, so ist jeder Mensch ein Atom im Körper Gottes, des großen universellen ALL-BEWUSSTSEINs. Es ist Aufgabe der Menschheit, das Selbstbewusstsein ihrer eigenen Göttlichkeit zu entwickeln, einzugehen in das ALL-BEWUSSTSEIN.

Eingeschlossen in seinen physischen Körper hat der Mensch einen zweiten Leib, genannt Astralleib, der den physischen Körper durchdringt, wie z. B. Wasser einen Schwamm. Dieser Astralleib ist mit dem Nervensystem verbunden. Er registriert alle Empfindungen, die guten wie die schlechten. Er ist eine Art Brücke, über welche die Seele mit dem Urwissen Kontakt aufnehmen kann. Der Mensch sollte eine liebevolle Einstellung zu sich selbst, zu den Mitmenschen und zur Natur entwickeln, im Bewusstsein, dass alles miteinander verbunden ist. Lass Dankbarkeit und Liebe in Deinem Herzen erklingen.

Visualisiere beim Einatmen, dass Dein Körper gefüllt wird mit Kraft, Gesundheit, Vollkommenheit, Willensstärke, Liebe.

Gedanken sind wie Magnete, die Auswirkungen anziehen. Sie sind eine sehr subtile, jedoch extrem mächtige Energieform, welche über die Angst die Türe für Krankheiten öffnet. Jegliche Krankheit wird zuerst im Geiste erschaffen. Jede Krankheit hat ihre eigene „Lebensdauer", um zur gegebenen Zeit von anderen Krankheiten abgelöst zu werden, wenn der seelische Konflikt nicht erkannt wird.

Achtet Euren Körper, achtet den Körper Eures Partners oder Eurer Partnerin und verbindet Euch sexuell nur, wenn Ihr Euch liebt. Die sexuelle Energie in Eurem Körper ist die Lebenskraft. Es ist die Kraft des ALL-BEWUSSTSEINs. Man weiß, dass die Tumorzellen sensibler auf Veränderungen reagieren als normale Zellen. Der Mensch übernimmt von der

Person, mit der er sich sexuell verbunden hat, die Blaupause - womit er sich auch mit dem Problem des Partners auseinandersetzen muss. Wenn zwei Körper zusammenkommen, werden die Chakren angeregt, und die Kundalini geraten in Bewegung. Wenn sich die Kundalini nur in den unteren Chakren bewegen, also nicht im gesamten Körper strömen, bleiben im aurischen Feld beider Partner Blockierungen zurück. Es ist deshalb wichtig, äußerst vorsichtig mit der Wahl dieser Verbindungen zu sein.

Beziehungen, die im Leben anhaften, müssen liebevoll entlassen werden...das Alte ziehen lassen, los-lassen. Wenn der Mensch über die Vergangenheit spricht, energetisiert er Gedankenformen in seinem Aurafeld, vor allem wenn es sich um sexuelle Verbindungen handelt, was diesen Menschen dann davon abhält, ein neues „Jetzt" zu erfahren.

Die Dualseele

Der Körper ist das Kleid der Seele. Die Seele ist das Kleid des Geistes, und der Geist ist göttlich.

Im Körper finden wir Eigenschaften unserer Eltern, diese kreisen in unserem Blut.

Das vergangene Leben hat in uns die Eigenschaften geprägt, die von der Seele getragen werden, was unser erdgebundenes Schicksal ergibt.

Die Seele kann nur in einen bestimmten Körper inkarnieren, welcher ihrem Zustand vor der Geburt entspricht, um alsdann am „Gewand" zu arbeiten. Somit erarbeitet man sich das Karma für die nächste Runde und „wandert" Tausende von Jahren, immer in einem anderen Gewand. Die Einen in einem besseren, die Anderen in einem schlechteren Zustand.

Wer z. B. im Begriff steht, aus Sinneslust zu einem käuflichen Weib zu gehen, seine innere Stimme jedoch zögert, so wisse, dass Deine innere Stimme Dir sagt, beschmutze Dich nicht!

Was Du gegen Deine innere Stimme tust, musst du später ausgleichen. Ebenso zwingt Dich Dein Schicksal, negative Gedanken auszugleichen und macht Dir dies über eine Krankheit bewusst.

Die Dualseelen sind die beiden Pole YIN und YANG, welche immer zusammen gehören. Ihr seid die kosmische Eins, in dem Ihr alle Formen des Lebens gemeinsam durchlaufen habt.

Das Wissen um die „Dualseele" ist der Allgemeinheit verloren gegangen, und so verzetteln sich die Menschen in immer wieder neue Abenteuer, statt mit einem Partner (der

Dualseele) alles zu erleben. Dies würde Ihnen erlauben, in Frieden, Harmonie und Gesundheit das Erdendasein zu genießen. Wer das Glück hat, seine „Dualseele" zu finden, findet mit ihr zum Licht. Die Dualseele liegt immer auf der gleichen Frequenz wie Du, sie liebt innere Harmonie - wie Du - oder lebt in Disharmonie - wie Du. Immer könnt Ihr fühlen, auf welcher Seite die Dualseele lebt. Der Weg der Heimkehr ins Lichtreich entspricht Eurer gemeinsamen Reife.

Wenn Du ein harmonisches Leben geführt hast, wirst Du in ein harmonisches Dasein geboren.

Das Schicksal wird nicht von Gott bestimmt, das Schicksal baut sich der Mensch selbst.

Der Friede des Herzens führt den Gleichklang mit dem Höchsten herbei, in dem er das Weltgetriebe hinter sich gelassen hat. Licht ist der Erhalter allen Lebens. Wo kein Licht hinkommt, kann kein Leben gedeihen. Licht und Liebe müssen sich vereinen.

Wer auserwählt ist, wird wissen und schweigen.

Die Selbsterwählten wissen nichts, sie reden viel und laut, um sich selbst zu erhöhen. Christus sagt: „Wer sich selbst erhöht, wird erniedrigt werden.".

Nur wenn die Seele gesund ist, kann der Leib gesunden. Die Seele frei zu machen, ist wichtiger als Arzneien einzunehmen. Wer die Seele pflegt, pflegt seinen Leib.

Der heutige Mensch kann die Natur größtenteils nachahmen. Er kann aber keinen Samen herstellen, damit eine Blume wächst - es fehlt der göttliche „Samen".

Kapitel 7: Zusammenfassung

Forschung wohin?

Der Mensch ist Geist, und der Geist triumphiert über die Materie - das sollten die „Wissenschaftler" wissen.

Die Schulmedizin ist im Denken begrenzt, und begrenzt sind auch ihre Möglichkeiten.

Sie feiern Teilerfolge, die Heilung des ganzen Menschen ist nicht ihr Verdienst. Wer nur auf einen Teil schaut, kann nur einen Teil heilen, nur wer auf das Ganze schaut, kann das Ganze heilen.

Der Naturwissenschaftler sucht das Verständnis im Kleinen, der Geisteswissenschaftler im Großen.

Jeder ist selbst verantwortlich für seinen Geisteszustand, krank machende Gedanken existieren im Geiste nicht.

Jede Situation entsteht durch die Macht der eigenen Gedanken, im einzelnen Menschen liegt die Krankheitsursache begründet, schädliche Gedanken aufzugeben, ist die Basis, womit sie der Heilung den Weg ebnen. Jeder ist Herr über seine Gedanken, sie bestimmen über ihre Gesundheit und ihr Wohlbefinden.

Hört auf Eure innere Stimme, sie ist in direktem Kontakt mit der Urintelligenz (Gott), und achtet auf äußere Zeichen.

Der geistig erwachte Mensch nimmt alle Möglichkeiten in Anspruch; Operation, Medikamente, Psychotherapie - wenn die Situation es erfordert und vom Geist als Quelle des Lebens akzeptiert wird.

Gedanken zum Thema „Gesundheit“

Wenn die geistigen Voraussetzungen vorhanden sind, ist jede Krankheit heilbar.

Die Wurzeln der meisten Krankheiten liegen in moralischer Verwirrung. Man muss mit dem Heilungsprozess bei der Seele beginnen, der Leib wird dann leichter gesunden.

Die meisten körperlichen Erkrankungen entstehen aus moralischen Krankheiten, was dem Gesetz der Analogie entspricht.

Moralische Krankheiten sind ansteckender als körperliche.

Eine Erkrankung entspricht stets einem Mangel oder einem Übermaß, und die Quelle eines jeden körperlichen Schadens ist eine sittliche Verwirrung. Das ist ein unveränderliches Naturgesetz.

Es ist eine Tatsache, dass bei der Behandlung eines kranken Organs die anderen nicht vernachlässigt werden dürfen, weil das eine ungünstige Wirkung auf die anderen Organe haben kann, da dadurch die Energie verändert wird, das heißt die Harmonie des energetischen Zustandes, YIN-YANG ist gestört.

Die Art und Weise, wie an das Problem der Krankheit herangegangen wird, ist nicht realistisch-anatomisch. Wenn die geistige Ebene nicht mit einbezogen wird, ist eine Heilung nicht von Dauer.

Es ist tatsächlich ansteckend, die selbe Luft mit einem Kranken einzuatmen und sich im Aufnahme- und Ausstrahlungskreis schlechter Menschen aufzuhalten. Gibt es nicht tatsächlich Wesen, in deren Nähe man sich weniger vernünftig, weniger gut, ja weniger ehrbar fühlt?

Der Mensch sollte sich bewusst sein, dass Farben Energiespender sind und sich mit fröhlichen Farben umgeben. Vermeide dunkle und düstere Farben. Auch Musik und Töne, haben eine Wirkung auf das gesamte Nervensystem.

„Philosophische“ Gedanken

Das Haupt des Menschen ist nach dem Bilde der himmlischen Sphären gestaltet, es zieht an und strahlt aus. Auch ist der Kopf das erste, was nach der Empfängnis des Kindes sich bildet und erscheint. Er empfängt daher unbeschränkt die astralen Einflüsse und legt durch seine unterschiedlichen Protuberanzen von seinen verschiedenen Anziehungskräften Zeugnis ab.

Von dem Augenblick an, wo der Wille sich unwiderruflich in einer Richtung zum Absurden festlegt, ist die Klippe, an der der Mensch scheitern wird, nicht mehr weit.

Die Zerstörung der hierarchischen Ordnung bewirkt den Zerfall der menschlichen Gesellschaft, denn dann werden Blinde die Blinden führen.

Man erfindet das Dogma nicht, sondern man verschleiert eine Wahrheit, und ein Schatten entsteht, für kurzsichtige Augen.

Eine große Leidenschaft, der der Mensch sich hingibt, entspricht stets einer schweren Krankheit.

Die okkulte Heilkunde ist nur die Ausübung des Willens, auf den Urquell des Lebens angewandt.

Gedanken zum Thema „LIEBE - Partnerschaft“

Das Weltall wird durch zwei Kräfte im Gleichgewicht gehalten: Anziehung und Abstoßung. Diese Kräfte bestehen in Physik, Philosophie und Religion. Sie erzeugen in der Physik das Gleichgewicht, in der Philosophie die Kritik, in der Religion Offenbarung. Leidenschaftliche Sympathie erweckt naturgemäß auch die glühendsten Wünsche. Man kann an einer schlechten Bekanntschaft wie an einer ansteckenden Berührung zu Grunde gehen.

Wenn zwei Menschen zusammen leben und vor allem zusammen schlafen, deren einer kräftiger ist als der andere, so wird der Stärkere den Schwächeren aufzehren, so dass er krank wird (werden kann).

Man kann an der Liebe gewisser Geschöpfe ebenso zu Grunde gehen wie an deren Hass.

Es gibt verzehrende Leidenschaften, unter deren Einfluss der Mensch sich hinschwinden fühlt.

Geschlechtliche Liebe ist immer ein Wahn, denn sie ist das Ergebnis einer Trugspiegelung.

Gedanken zu „Gott - Mensch - ICH BIN“

Die Geburt beweist die Vorexistenz des menschlichen SEINS, denn aus dem Nichts kann nichts entstehen - und der Tod beweist die Unsterblichkeit, denn das Sein kann ebenso wenig aufhören zu sein als das Nichts aufhören kann, nicht zu sein. Alles verändert sich, aber nichts vergeht.

Der Tod existiert nicht für den Weisen.

Er ist ein Phantom, das durch Unwissenheit und Schwäche des Unwissenden zum Schrecknis geworden ist.

Die Freiheit gebiert die Unsterblichkeit des Menschen, und der Wille Gottes erschafft die Gesetze der ewigen Vernunft (Dein Wille geschehe).

Gott hat die Menschheit erschaffen; aber jedes Geschöpf der Menschheit ist berufen, sich selbst als moralisches Wesen, also unsterblich zu schaffen.

Es ist die Bestimmung des Menschen, sich selbst zu gestalten oder sich selbst zu schaffen. Für die Zeit und Ewigkeit ist und wird er der Sohn seiner Taten sein.

Aus Worten und Taten formen sich unsere Gedanken, und aus diesen entsteht jedes gute Werk und jede Missetat. Es gibt kein Wort, weder im Guten noch im Schlechten, welches wir nicht verantworten müssen. Fluch wie Segen bleiben nie ohne Wirkung, und jede durch Liebe oder Hass eingegebene Handlung zeitigt Folgen, die ihrem Beweggrund, ihrer Tragweite und ihrem Ziel entsprechen.

Mäßigkeit, Seelenfrieden, Herzensgüte, ein ruhiger und kluger Wille machen den Menschen nicht nur glücklich, sondern auch gesund und stark. Wer trachtet, gut und klug zu werden, macht sich unsterblich. Wir schaffen unser Schicksal selbst, und Gott erlöst uns nicht ohne unser Dazutun.

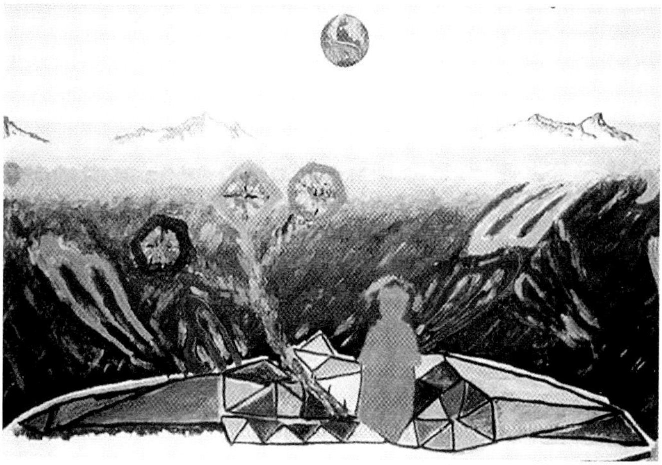

Jeder Mensch schafft sich seine eigene Realität

Gedanken formen die Zukunft. Gedanken sind kreative Energien, sie sind die Bausteine unserer eigenen Zukunft. Wir sollten unsere geistigen Werte mehr pflegen, damit Frieden, Liebe und Freude nicht verkümmern.

In unserer physischen Realität kann nichts geschaffen werden, ohne dass es zuerst ein Gedanke war, und unsere Imagination ist ein Gedanke ohne Materie. Sobald eine Gedankenform entstanden ist, wird sie ins Universum ausgesandt.

Wir erschaffen unsere eigene Realität, wir erschaffen selbst unser ganzes Universum, in unserem Wahrnehmungsbereich gibt es nichts, was wir nicht erschaffen können. Es gibt keinen Zufall.

Sehr oft orientieren wir uns in unserem Denken und Handeln an der öffentlichen Meinung und schränken so unsere eigene Entwicklung ein.

Wenn wir die höhere Kraft als Realität anerkannt haben, die im Universum wirkt und durch unsere Intuition kanalisiert wird, zeigt sich, dass die Probleme der Welt und des Einzelnen gerade daraus entstehen, dass wir eben nicht unserem intuitiven Wissen gefolgt sind.

Unsere Intuition hat eine Verbindung zur Weisheit und zum Wissen der kosmischen Intelligenz. Wenn wir uns auf unsere Intuition einstimmen und ihr erlauben, die Führung in unserem Leben zu übernehmen, erleben wir die Freude, ein Kanal für eine höhere kreative Kraft und damit ein Teil von ihr zu sein.

Wir Menschen suchen oft Hilfe von außen. Die Hilfe, die wir brauchen, kommt jedoch von innen, über unsere Intuition.

Wir sind Geist, und der Geist triumphiert über die Materie. Die Welt des Geistes ist in uns, „wir sind Geist". Wir sind unsterblich. Intuition heißt innere Belehrung.

Solange der Mensch nicht begreift, dass er ganz allein für sein Schicksal zuständig ist, wird er sich falsch verhalten und leiden müssen. Die Intuition ist die Stimme des höheren Bewusstseins im Menschen, seine innere Stimme, sein Gewissen. Der Sitz der Intuition ist das Herz.

Die Intuition gibt ihre Impulse über die Chakren (Willenszentren der Wirbelsäule) an die betreffenden Organe weiter.

Krankheiten entstehen, wenn die Kräfte im Rückrat unausgewogen sind. Wenn der Körper aus dem Gleichgewicht geraten ist, ist er nicht mehr heil.

Es fließen ständig Elemente durch unseren Körper. Jeder Körper hat eine natürliche Neigung für das für ihn spezifische Element. Ein ganz bestimmtes Element hat mehr Einfluss als ein anderes haben wird. Dies ist von der Geburtszeit abhängig, denn zu dieser Zeit dominiert eines dieser Elemente im universalen System oder Tierkreiszeichen.

Der Mensch fühlt sich besonders wohl, wenn sein Element überhand hat. Daher sagt man auch, „er ist in seinem Element". Die Bedeutung der Geburtsstunde besteht darin, dass es der Moment ist, in dem wir den Fluss des Werdens betreten. Die Eigenschaften, die sich in diesem Augenblick zeigen, sind die, welche die inkarnierte Seele annimmt.

Es besteht ein wichtiger Zusammenhang zwischen der Gesundheit und den Füßen und Beinen. Die Lebenskraft steigt von den Fußsohlen auf. Die Gesundheit und Langlebigkeit eines Menschen steht in einem direkten Zusammenhang mit dem Zustand seiner Beine, bzw. seiner Füße. Säuglinge und

Kleinkinder bewegen ihre Füße und Beine ständig. Der Abbau der Lebenskräfte und der Beginn des Todesprozesses setzt meistens in den Füßen ein und zieht allmählich aufwärts zum Oberkörper. Die Yin-Energie fließt nicht mehr. Dass in der Akupunktur die wichtigsten Punkte an den Füßen liegen, ist kein Zufall.

Leben ist die Entscheidung, seinem inneren Energiefluss zu folgen. Tod ist die Entscheidung, die Lebensenergie zu blokkieren oder gegen sie zu arbeiten. In jedem Augenblick des Seins stehen wir vor der Wahl zu leben oder zu sterben. Wenn wir unserer Intuition vertrauen und uns leiten lassen, öffnet sich unser Kanal für die kosmische Energie mehr und mehr, und wir werden von mehr Lebenskraft durchströmt. Die Körperzellen können sich schneller regenerieren, unser Körper bleibt jung, gesund und sprüht vor Vitalität. Wenn wir unserer Intuition nicht folgen, schließt sich unser Kanal, und die Zellen erhalten weniger Energie.

Diese Lebenseinstellung steht im völligen Gegensatz zu dem, was unsere westliche Zivilisation gelernt hat. Der Verstand ist nicht die höchste Stufe der Intelligenz. Er ist begrenzt. Er arbeitet nur auf der Basis der direkten Erfahrung, die wir in diesem Leben gemacht haben.

Die Intuition hat einen unbegrenzten Wissensvorrat, aus dem der Mensch schöpfen kann, sie hat Verbindung zur Weisheit und zum Wissen der kosmischen Intelligenz. Es ist eine Überheblichkeit zu glauben, dass der Instinkt der Tiere geringer einzuschätzen sei als der menschliche Verstand. Beim Menschen steht die verfügbare Energiemenge im Verhältnis zur Universalität oder seinem eigenen Bewusstsein. Je egoistischer und beschränkter die Beweggründe im Leben des Einzelnen sind, um so mehr verschließt er sich vor der Gesamtheit des Lebens und um so weniger Lebenskraft wird durch ihn hindurch fließen. Energie steht im Verhältnis zur Motivation.

Es gibt höhere Aufgaben in dieser Welt als Wunder zu vollbringen. Es gilt Menschenseelen zu führen und zu leiten, nicht durch irgendwelchen Zwang, sondern lediglich durch Freundlichkeit, Zuneigung, Verständnis und Liebe.

Gesundheit und ihre Gebote

- Höre auf Deine innere Stimme - es ist die des Schöpfers.
- Atme sieben Schritte ein, sieben Schritte Atem anhalten und 14 Schritte ausatmen.
- Inneres Lächeln - Glück nach außen
- Unpersönliche Liebe - Harmonie
- Entspannen - alle Sorgen entschwinden in den leeren Raum
- Ruhe in Deinem SELBST - und gehe gelassen Deinen Weg durchs Leben
- Farben sind Energiespender - kleide Dich entsprechend
- Ein Lichtmantel umhüllt Dich - lebe im Bewusstsein des Lichts
- Wenn Dein inneres Licht hell leuchtet, schließt die Krankheit ihre Augen und läuft davon
- Es gibt keine Krankheiten - es gibt nur kranke Seelen
- Entscheide Dich - in innerer Freiheit zu leben
- Wünsche allen Menschen ein Wohlergehen
- Du kannst Deine sexuelle Energie in geistige Energie umwandeln - spüre, wie sie von der Wirbelsäulenbasis zum Gehirn hinauf fließt „ins dritte Auge"
- Wissen, wagen, wollen und schweigen

- Buddha spricht von der Unwissenheit als Ursache allen Leidens - Eingeweihte sagen, das Schweigen sei das Schwierigste.

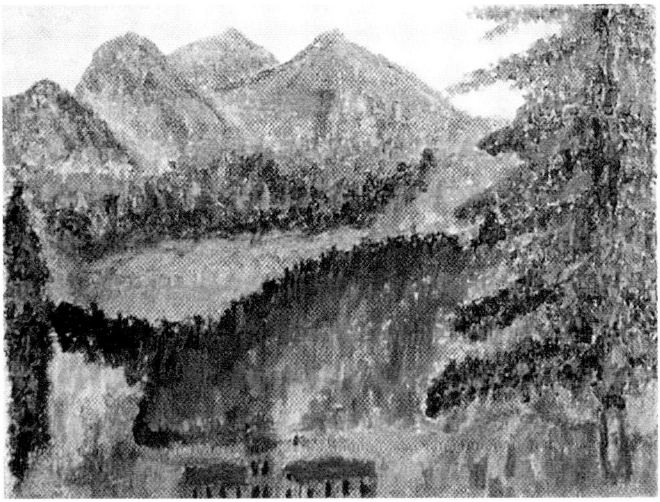

Nachwort

Diese unpassenden Ansichten sind aus drei Gründen entstanden:

Erstens: Weil meine Freunde gerne lachen.
Zweitens: Weil ich selbst beim Schreiben gerne lache.
Und drittens: Damit auch Wissenschaftler lachen dürfen, obwohl sie sich als streng Wissenschafts-Gläubige bedenkenlos ernst nehmen.

Natürlich muss man die Wissenschaft ernst nehmen, denn sie beschränkt sich auf das, was sie zu wissen glaubt; und sie glaubt nur an das, worauf sie sich beschränkt. Beschränktheit ist ihr Vorrecht. Das, wovon Naturwissenschaftler null und nichts verstehen, gilt nicht als Wissenschaft. Die Seele zum Beispiel gibt es wahrscheinlich nicht, denn man kann sie nicht einmal mit dem Elektronenmikroskop finden. Wäre sie ein Objekt, das man naturwissenschaftlich dingfest machen kann, dann müsste man sie sogar ernst nehmen. Aber leider hält es das Subjekt nicht für nötig, sich der Wissenschaft als Objekt kostümiert zu präsentieren.

Weil sich Ärzte die Ursache der meisten Beschwerden nicht erklären können, haben sie nach einem Sündenbock gesucht. Solche hat die Theologie vorrätig. Bei ihr haben sie sich die Seele ausgeliehen. Um sie von Staub und Weihrauch zu läutern und wissenschaftsfähig zu machen, wurde sie auf den griechischen Namen Psyche umgetauft. Auch die der Wissenschaft verpflichteten Ärzte dürfen jetzt zugeben, dass bei Erkrankungen, deren Ursache sie nicht verstehen, die Psyche eine Rolle spielt. Das Revolutionäre ist die Erkenntnis, dass auch die Ursache eine Rolle spielt.

Das eigenwillige Subjekt will aber keine Rolle spielen, sondern will verstanden werden. Es will weder psychoanalytisch, noch höhen-, noch tiefenpsychologisch missverstanden werden. Das Subjekt richtet sich nicht nach Psycho-Moden, die überflüssig sind und rasch verfließen.

Dass „alles fließt", hat schon ein alter griechischer Philosoph gesagt. Dass aber alles schnell verfließt, ist eine Erfindung der modernen Technik. Sie hat von der Mode gelernt, dass alles Heutige bereits veraltet ist und dass auch das Moderne schon aus der Mode gekommen ist, weil jetzt das Postmoderne modern ist. Das klingt natürlich widersinnig. Es ist auch nur mit der modernen Chaostheorie zu verstehen.

Weil „alles fließt", werden falsche Meinungen von besseren überholt: Darum ist die Erde keine flache Scheibe mehr, sondern ein Globus, der eiert. Als Galilei erkannte, dass sich die Sonne nicht um die Erde dreht, sondern bequem in der Mitte stehen bleibt, hat ihm der Papst, weil es noch keinen Nobel-Preis gab, den Scheiterhaufen angeboten. Weil es damals auch den Götz von Berlichingen noch nicht gab, hat Galilei seine Erkenntnis mit freundlichen Worten abgeschworen und musste eines natürlichen Todes sterben, was ja auch schon vielen Päpsten zugestoßen ist.

Damit „alles fließt", hat sogar der Revoluzzer Albert Einstein die klassische Physik relativiert und als romantische Physik entlarvt.

Nicht so relativ wie die Physik ist die kostspielige Länge und uferlose Breite der Tiefenpsychologie, denn sie ist mehr als nur eine Meinung, die längst überholt ist. Sie ist kein unbegründeter fundamentalistischer Glaube und daher eine unerschütterliche Konfession. Der psychoanalytische Glaube bietet alles für alle: Sie bietet Freud und Leid für Jung und Alt. Nur eines fehlt der Psychoterik: das Körnchen Wahrheit. Aberglauben ist das Körnchen Salz, das die Suppe der Illusionen schmackhaft macht.